哈德莉護理師與12位臨終者的燦爛時光

不是永別，只是改天見

U0546173

The In-Between

Unforgettable Encounters During Life's Final Moments

哈德莉．維拉赫斯 Hadley Vlahos R.N.／著
謝慈／譯

suncolor
三采文化

不是永別，只是改天見：

哈德莉護理師與12位臨終者的燦爛時光

本書改編自我擔任安寧療護護理師的工作經驗。為了保護個人隱私，我修改了所有患者，以及書中其他人物的姓名、身分及醫療相關資訊。但願本書與你共享患者帶給我的智慧和建議。

——獻給我親愛的三個孩子，

是你們每天提醒我生活中的簡單幸福。

目錄
contents

前言

聽說我是安寧療護護理師時，人們通常會嚇一大跳。他們會問，我怎麼能每天承擔如此艱難又悲傷的工作。雖然工作本身的確很艱辛，有時甚至讓人心痛崩潰，但是更多的，卻是美麗的時刻。面對那樣的美好，你會停下腳步，思索萬事萬物的意義。深沉的愛與智慧，有時只在最終時刻湧現。因此，雖然很多人不能理解我的職涯選擇，我卻很慶幸自己能肩負此任。

當病患在醫學上被判定即將臨終，而本人也選擇不繼續在醫院接受治療，就會啟動安寧療護程序，讓他們回到溫暖的家，在親人與摯愛的圍繞中，安然度過最後時光，無論是幾天、幾週或幾個月。身為安寧療護護理師，我的任務是協助引導患者和家屬度過這段時光，盡可能讓患者感到舒適，沒有痛苦和折磨。安寧療護最多持續六個月，因此我有機會認識患者和家屬，傾聽他們的故事，甚至還能與他們的寵物熟識。

我即將分享的故事會告訴我們，從今生到來世（我深信來世的存在）的最終時刻，是多麼難以理解，卻又撼動人心。之所以想要分享，是因為有太多人對於死亡和瀕死的過程懷有誤解。當然，我並非無所不知，只不過是看了夠多的死亡，知道大概會是什麼狀況。

一般來說，人們不喜歡談論安寧療護或死亡。但我知道人們其實很感興趣，因為我被問過各式各樣的問題。有些人對死亡和瀕死抱持普通的好奇心，但有些人涉及個人情感。可能是他們摯愛的人正在經歷安寧療護、即將面對，或是曾經歷過。又或者，他們即將親自踏上這段最後旅程。

最常遇到的問題之一，是我當初為何選擇成為安寧療護護理師。人們理所當然會問我這個問題，畢竟我還很年輕。書寫本書時，我剛滿三十歲，但我在二十四歲就進入這個領域，比起其他同事都年輕許多。我現在還是很年輕，而我成為安寧療護護理師的職涯道路幾經波折。童年時期，我的夢想是成為作家。一直到大學時期，護理師都不曾被我視作職涯選項。但回首過往，還是有些跡象和事件讓我走上這條路。

對許多人來說，死亡都是恐怖的禁忌話題，但在我家卻不是。我的外祖父母是領有執照的防腐師和葬禮承辦人，所以我的母親在殯儀館和禮儀社中長大。假如你看過電影《小鬼初戀》（*My Girl*），就會知道我在說什麼。對母親來說，在防腐處理的屍體旁寫功課是家常便飯。

由於這樣的家族事業，死亡基本上就是生活的一部分，也常出現在我們家的晚餐閒談中。因此，我了解到，死亡是生命的一環。對我來說，死亡很正常，一點也不可怕或神祕。

成長過程中，對於我們死後發生的事，我接受堅定的信仰體系。十歲以前，我住在路易西安那州的巴頓魯治市，就讀當地聖公會的私立小學。接著，我們家搬到佛羅里達州的德斯坦，並持續前往當地的聖公會教堂。每週三上午，我和同學們都要坐在學校的大教堂裡，學習和聖經相關的一切。即便在音樂課，我們唱的也是聖歌。我的家庭生活同樣以教會為中心，我們家每週日都會上教堂，也會固定參與教會的各種社交活動。

我對於在教會聽到的一切深信不疑。我相信天堂與地獄，也相信聖經裡的十誡，以及長輩們教導我的所有事物。我從不質疑，純然相信，也不曾反思。

接著，十五歲時，我所知道的世界戛然而止。

那是個普通的週五晚上。和大部分的週五晚上一樣，身為高中生的我站在金屬看台上看美式足球比賽。我長滿雀斑的臉塗成黑色，握著好友漢娜的手，隨著學校加油歌曲的鼓聲尖叫嘶吼。我看著球飛過半空，落在好友泰勒的手裡，引起另一陣高聲歡呼。

突然間，敵對的兩個選手衝向泰勒，把他撞倒在地，結束這次進攻。我看著泰勒努力站起身，動一動身體，想甩掉撞擊的影響，接著他跑向場邊。

「他看起來不太對勁。」漢娜說，用力捏我的手。

「有嗎？他沒事啦！」我反駁。

不久之後，一輛救護車來到場邊，我不解地看著泰勒被載走。

「哈德莉，是不是出事了？」漢娜又說。

「我確信他只是骨折或什麼的。我們可以在他的石膏上寫好笑的話。」

漢娜點點頭，我們繼續看比賽。

當天稍晚，我到漢娜家過夜。我們熬夜聊天、塗指甲油和敷面膜。她的母親突然探頭進來，命令我們：「該睡了！」漢娜翻了翻白眼，但我們還是乖乖照做。

隔天早上，我們套上短袖和 Soffe 牌的短褲，睡眼惺忪地前往參加學校的公益洗車活動。抵達教堂外的停車場時，我注意到每個人都在哭。我停下腳步，困惑地看著他們。

「他死了。」好友艾希莉說，抬頭看向我和漢娜，眼裡盡是淚水。

「誰死了？」我還沒搞清楚狀況，還以為是某位同學的祖父母。

「泰勒・霍根。」艾希莉哽咽地說出他的名字。

「他才沒有死。」我反駁她。「他好得很呢。我昨天才看到他，還傳簡訊給他。」

我轉過身，遠離大家，一邊撥打泰勒的手機，想要向大家證明這不過是個愚蠢的謠言。電話響了又響，最後轉接語音信箱。我掛掉電話，打給泰勒最好的朋友柴斯，希望他能把事情解釋清楚。柴斯一接起來，我便說：「每個人都說泰勒死了。告訴我到底是怎麼回事。我知道他沒有死。」

柴斯的聲音異常緊繃。「他死了。昨晚的事。」

後來，我得知泰勒的肝臟在那兩個對手衝撞他時破裂。雖然起身走向場邊時，他看起來沒事，但事實上，他一點都不好。我不知道為什麼那晚的緊急手術沒能救回泰勒。這難道不是醫生該做的事嗎？拯救性命？特別是像泰勒那樣年輕、強壯又健康的人。

有很長一段時間，我都覺得很不真實。當然，我知道天有不測風雲；但那應該發生在其他人身上，而不是我的好友。這就像一場惡夢，每次想到泰勒離開了，我就會覺得震驚又無法理解。他第五節課時不再陪我一起進教室，不再和我們一起看電影，也不再傳簡訊給我①。

最初的震撼消退後，我的內心因為泰勒的死而出現了變化。當然，我以前就了解死亡，但我對死亡的理解是生命盡頭發生的事；而不是生命之始。不是像泰勒那樣。接下來一整年，我對每個人都感到憤怒。我氣我的朋友們能若無其事地繼續過日子、我怨恨攻擊泰勒的球員，我格外厭惡向我們述說上帝慈愛的牧師。我知道許多人在面對失落時，都會轉向宗教，但我做不到。我的內心有太多疑問。塑造我童年的堅定信念已一去不返，我的價值體系受到嚴重動搖。我想要答案，所以我問每個願意聽的人：「為什麼上帝允許戀童癖和殺人犯活在這世界上，但卻在我善良的朋友實現夢想前，就奪走他的生命？」教會的人嘗試安撫我，說泰勒到了更美好的地方。我只是翻一翻白眼，而我的母親會用力捏我的手臂，警告我要有禮貌。

高中畢業的暑假，我搬到距離家裡三個小時車程的塔拉赫西，進入佛羅里達州立大學。我在那裡參加姐妹會，第一手體驗了這間大學為何會被稱為美國最愛開派對的大學。泰勒過世以後，我還是持續上教堂，但已經不再全心相信。大學期間，我一步都沒有踏進教堂過。在嚴格且虔誠的環境中長大後，我突然獲得了自由。不再受規矩束縛，我可以隨心所欲。我幾乎每天晚上喝酒，

①泰勒的父母以他的名義創立了非營利組織「泰勒霍根基金會」，推動「#PledgeToProtect」活動，提供核心防護設備給美式足球員，以避免腹部的傷害。參見網站：taylorhaugen.org。

找不到生命的意義和目的。事實證明，從嚴密規劃的生活進入完全的自由，開始為自己的人生作主，這對我來說是很大的挑戰。我充滿罪惡感，沒辦法打電話回家，坦白自己過著什麼樣的生活。所以和他們通話時，我總是假裝一切都很好。

在佛羅里達州大，我也像所有大學生一樣，開始談戀愛。我們都年輕莽撞，而我在十九歲時懷孕，也就是升大二的那年暑假。看到驗孕棒顯示陽性的那一刻，一切都不一樣了，我的人生徹底被顛覆。

母親相當支持我生下小孩的決定，但除了她之外，支持我的就只有待在德斯坦念社區大學的好友漢娜。我覺得既孤單又害怕。當其他好友都回到學校開始二年級生活，我卻留在老家，苦思該如何養活自己和孩子。我的世界突然變得很小。即便是現在，三十歲的我看起來都還很年輕，所以你應該能想像我十九歲懷孕的模樣。足不出戶是最輕鬆的做法。與我的處境沒有利害關係的人總是意見很多，卻一點幫助也沒有，更不可能減輕我的恐懼和焦慮。

我從普通的大學生，變成了準媽媽。我沒辦法再回到佛羅里達州大，而成為作家的夢想也不可能養活我自己和孩子。我要有新計畫，而且刻不容緩。

自此，我的人生走向與我的規劃完全不同的道路。我做了一些研究，發現護理師只需要兩年的訓練，年薪大約五萬美元，是幫助我養活自己和孩子最合理的選擇。除此之外，附近的社區大學有開設護理學程。有孕在身，生活又充滿不確定性，我花了一年又一個暑假，修完所有的先修課程，順利進入護理學程。隔年秋天，我在護校展開第一個學期。

我的兒子布羅迪（Brody）在二〇一二年聖誕夜出生。那幾年的日子很辛苦，回憶一片模糊：努力養活我們兩人，還要兼顧護校學業，並準備展開新的職涯。雖然那些日子漫長又艱辛，我卻向自己證明，我的能力遠超過我過往的想像。我按照計畫在兩年內畢業，順利拿到學位，也在當地的醫院有了一年的實習經驗。

畢業後，我在緊急救護中心工作了幾個月，又在一間老人中心待了將近一年。我很想說，我一畢業就是個充滿愛心的好護理師，但這並不全是事實：我每天就只是完成工作，然後回家。一直到進入安寧療護的領域，我的人生才真正發生變化。

我在六年前轉向安寧療護。如今回首，我知道自己找到了屬於我的位置、我的天職。

當然，一路上還是有許多曲折，發生許多事，才讓我成為今天的自己。

我迫不及待想和你分享這些故事。剛進入安寧療護時，我還在尋找答案。我不知道自己是否還相信有比我們更偉大的存在，或是生命結束之後是否還有其他東西。雖然現在的我，依然沒有所有的答案，但我卻能肯定地告訴你，有些事情是無法用醫學解釋的；生死之間，確實有某種強大而平靜的東西。

一次又一次，我親眼見證這件事。

Chapter 01

她來接我了

——格蘭達

剛洗完澡，頭髮還滴著水的我站在電視前，手裡拿著「最棒護理師」馬克杯，心不在焉地看著新聞。我輕啜著咖啡，覺得有人在拉我的工作褲下襬。我低下頭，布羅迪那雙藍色的眼睛直勾勾地盯著我。

「請給我果汁。」他用三歲小孩的胖胖手指頭拿著空的吸管杯，搖晃著對我說。我露出微笑，把他抱起來，走向廚房。給了他果汁後，我拿起手機看時間。我應該在早上七點二十離開，才能在八點前趕到辦公室。現在六點四十，代表還有時間把我倆打點好，並且把肚子填飽。

當我打開冰箱拿雞蛋時，手機響了。我低下頭，看見主管克莉絲汀的名字出現在螢幕上。她不曾這麼早打電話給我，可能是出了什麼事。

「妳好？」我緊張地接起電話。

「嗨！」她的招呼聲聽起來像是比我多喝了很多咖啡。「我需要妳和我一起到某個病患家。我把地址傳給妳了。十分鐘後見。」

我立刻查了地址，驚慌地發現那屬於鎮上很富有的街區，距離佛羅里達州德斯坦著名的美麗白色沙灘只有幾分鐘的路程。雖然我童年有一部分在德斯坦度過，但我現在和布羅迪同住在隔壁的城鎮尼斯維爾，今年初才剛買下一棟藍色的小房子。身為年輕單親媽媽，我買不起更舒服、離海邊更近的房子。不過，能在開始工作幾個月後，就買下一棟房子，還是讓我很自豪。

「我距離那裡大概三十分鐘，還要先送小孩到托兒所，可以嗎？」我謹慎地問，生怕這樣的延遲會惹怒她。

「沒問題！」克莉絲汀開朗地說完後掛斷電話。

意識到必須加快速度後，我開始感到焦慮。我把雞蛋放回冰箱，決定乾脆不煮早餐，把溼答答的頭髮綁成一個低髻，穿上我的護理師服。確保布羅迪穿了夠多的衣服（是的，北佛羅里達也有冬天！）後，我們踏入室外凜冽的空氣，前往他的托兒所。

把布羅迪送進教室時，他的老師幾乎沒有抬頭。「抱歉打擾了。」我一邊說著，一邊帶點畏縮地走向她。「我今天沒有時間幫他弄早餐，可以請妳讓他吃點東西嗎？」

老師一句話也沒說，只是翻了白眼，通知廚房多一個孩子要吃早餐。我的內心又感受到熟悉的拉扯，在工作和家庭間取得平衡真的不容易。對我來說，安寧療護工作一部分的吸引力，就在於大多數日子都是八點上班，五點下班，代表我和布羅迪的生活都可以有固定的時間表。只不過，並非每天都如此，很顯然今天就是例外。現在還不到早上七點，我就已經覺得自己是個失敗的母親，但我不能丟了飯碗。我才當上安寧療護護理師幾個星期，還在受訓階段，意味著每天都要跟在克莉絲汀等資深前輩身旁，陪著他們拜訪病患。我的首要之務還是讓主管感到滿意。

我開車前往患者家，途中經過許多美麗的海濱小屋，都和我長大的房子那樣美麗。我左轉進入珊瑚灣，看到克莉絲汀的現代房車停在一棟海濱小屋的車道上。小屋的百葉窗是綠色的，前院裡環繞著幾棵頗有藝術感的棕櫚樹。這棟房子不像我預期的那麼具威脅性。在前陽台上，兩張搖椅在微風中輕輕搖動。屋內透出溫馨的光線。我深深吸了一口氣。

克莉絲汀在門口迎接我，即便在這樣的清晨時刻，也帶著一頭無懈可擊的金色鬈髮。「佛萊迪，準備好了嗎？」她用專業的笑容問我。我也回以微笑，點點頭，對自己的溼髮和素顏感到有些不安。

事實上，我還沒有準備好。當然，我知道身為安寧療護護理師，陪伴病人的死亡是工作不可避免的一部分，但我還沒有真正面對過。我不禁有種感覺：這個患者和以前不同。

我們走上門前的水泥階梯，還來不及敲門，就有一名四十多歲、滿頭紅髮、看起來很疲憊的女子來應門。她看起來才剛下床，卻一點也沒休息到。

「請進，請進。」她對我們招手。我可以聞到廚房傳來咖啡香，有一隻茶杯貴賓犬朝我們跑來，停下來嗅聞我全新的球鞋。那是母親慶祝我換工作所送的禮物。

「所以，她一直和死去的親友對話嗎？」克莉絲汀問病患的女兒瑪麗亞。瑪麗亞努力想把狗兒關進廚房旁的洗衣間。聽到這裡，我揚起眉毛，算是證實了稍早的想法：這不是「一般的」探訪。無論電影或影集怎麼演，安寧療護護理師的日常生活其實大部分都是開車在患者住處間移動，每一次花三十分鐘到一小時檢查患者的狀況，並且提供家屬和照護者需要的協助，讓患者能過得舒服些。瑪麗亞看起來確實需要幫助，但是和平常的檢查不同。我們不像平常那樣，協助她照護傷口、控制症狀，或是確保她正確用藥。

瑪麗亞一邊從櫥櫃裡拿出馬克杯，一邊回答：「如果妳要這麼說也可以。但我覺得，她就是瘋了。她主要都是和她姊姊說話，不過她姊姊在我出生前就過世了。可以請她停止這樣嗎？我晚上根本沒辦法睡覺。」像是要強調最後一句話，瑪麗亞喝了一大口咖啡。我趁機深深吸了一口氣，讓咖啡強烈的香味幫我靜下心來，但我還是很困惑。「她整天不停自言自語。妳一定有什麼藥能幫她入眠，否則我要叫救護車了。」

「好的，哈德莉和我會替她檢查的。」克莉絲汀安撫瑪麗亞。

我們進入走廊時，隱約聽見女性的說話聲。一踏進臥室，我就注意到一扇通往陽台的玻璃落地窗、一個沉重的木頭衣櫃，以及搭配的木頭床頭櫃，和一張堆滿書本的小桌子。頭頂上掛著一盞華麗優雅的水晶燈。掃視整間房間後，我的眼神落在格蘭達女士身上。她的白色鬈髮剪得很短，不時爆出笑聲。但是房間裡沒有其他人，也沒有其他聲響。

我不可思議地盯著格蘭達女士，而她就繼續指著眼前的空氣大笑，似乎沒有注意到克莉絲汀和我的存在。

「不，不，不！」她高聲說。「我沒有那樣說。妳太過分了！」她的笑聲在房間裡迴盪。

克莉絲汀走到床邊，輕輕碰觸她的手臂。「嗨，格蘭達女士！我是克莉絲汀，這位是我們的新人護理師哈德莉。」我也走到床邊，有些尷尬地揮揮手。

「哇，嗨！」格蘭達女士和我們打招呼。「真是不好意思，我們有好幾年沒好好聊天了。」

「您在和誰說話呢？」克莉絲汀問。

「喔！我還真沒禮貌，對吧？」格蘭達女士有著濃濃的南方口音。「這位是我的姊姊。妳現在要幫我量體溫嗎，親愛的？」

克莉絲汀點點頭，從工具袋裡拿出血壓計。我站在一旁，無法理解克莉絲汀為何能如此冷靜。我們不是才剛剛被「介紹」給看不見的、已經不在人世的姊姊嗎？成為安寧療護護理師前，我曾在老人之家工作。如果格蘭達女士在那裡，應該連話都來不及說完，就會拿到抗精神病藥物吧。

克莉絲汀替格蘭達女士確認完生命徵象後，宣告她的數字都很漂亮，接著就去找瑪麗亞。那一小段時間，房間裡只有我和格蘭達女士。我不確定該說什麼或做什麼，所以只能帶著半個微笑看著她，一邊尷尬地把玩著工具包的拉鍊。值得慶幸的是，克莉絲汀只離開了一下子，就帶著瑪麗亞回來，並且著手安排「計畫」。

「我知道妳很疲憊，也很擔心妳的母親。」她對瑪麗亞說。接著，她轉向格蘭達女士，說：「格蘭達女士，我知道妳還有很多話要對一些人說，所以如果兩位都能接受，我們就會進行所謂的『持續關懷』。」

唯有當家庭的照護者再也撐不下去時，我們才會開始持續關懷的程序。會由一位護理師持續待在患者家中，直到症狀變得可控，或是因為其他理由不再需要護理師為止。我還沒有經歷過持續關懷的程序，所以很渴望能親眼見識，並學習安寧療護領域使用的所有抗精神病藥物。

瑪麗亞點頭同意後，克莉絲汀繼續說：「哈德莉會一直待在這裡陪伴妳們。她的班表結束後，會有另外一位護理師接手，一直到大家都覺得情況好轉為止。」

我震驚地看著克莉絲汀，微微搖頭，暗示她我還沒有準備好獨自面對如此沉重的醫療狀況。她對我露出安撫性的微笑，用嘴形說：「我們等等談。」我試著回以微笑，卻覺得手足無措。我還沒準備好啊！為什麼我會以為自己很適合安寧療護工作呢？

克莉絲汀回到走廊，示意我跟上，我則強力保持鎮靜。我向她解釋，我沒有任何處理安寧療護患者精神方面藥物的經驗。

當克莉絲汀回答時，我看得出她努力忍住笑意。「別擔心。除非情況出現變化，否則妳不需要給予任何藥物。假使出現變化，就聯絡我或者醫師。」

我困惑不解，請她再說清楚些。我們怎麼能不給格蘭達女士藥物呢？很顯然，她的幻覺狀況非常嚴重。

克莉絲汀說：「她不是出現幻覺，而是跨越了，於是看見過世的姊姊。妳只需要待在她身邊，確保她的安全，讓她的女兒能好好休息。」

我點點頭，假裝我聽懂了，但我還是一頭霧水。

幾年前，還就讀護校的我曾經在急診室實習。那時所目睹的死亡和此刻完全不同。即便我知道安寧療護的意涵是什麼，但感覺卻異常陌生：我不需要做什麼來緩解症狀，而周遭的環境安詳寧靜。在我以前所熟悉的醫院環境裡，死亡通常快速又強烈，伴隨著瘋狂和混亂。一間病房裡可能會擠進十五個人，匆忙地做心肺復甦術、給予藥物針劑和氧氣，並且監控患者的脈搏。患者的家庭不會在房間裡。假如在的話，也會被請出去。直到患者死亡，他們才會被請進來說再見。整個過程結束後，護理師會回到護理站，準備轉向下一個患者。

並不是說這樣的死亡對我全無影響，但我在當時最仰慕的急診護理師，都能面不改色地從一個死亡轉向下一個。大部分的醫師和護理師都很佩服這樣的同僚，因此我也希望能像他們一樣，得到大家的敬重。但對我來說，要從眼前的患者抽離真的很困難。

安寧療護感覺很不一樣：比較私人，也比較親密。畢竟，我在格蘭達女士家中，她的女兒就在走廊那一頭，終於躺在沙發上睡著了。這裡很安靜，幾乎是平靜了。沒有任何幫助我分心的混亂，也沒有具體的時間表能遵循。

幾分鐘之後，克莉絲汀離開了，而我就是……待在這裡。

我回到格蘭達女士的房間，搬了一張桌子旁的骨董椅子，詢問是否能坐在她身邊。格蘭達女士緊盯著天花板，點頭同意。靜默了幾分鐘後，我開始在平板電腦上閱讀公司的員工守則，因為我不確定還能做什麼。

大概過了二十分鐘後，格蘭達女士把注意力轉到我身上。「妳覺得我瘋了，是嗎？」她微笑著問我。我會有這樣的想法，似乎讓她感到興味盎然。

我嚇了一跳，回答：「不，一點也不！」

「沒關係，妳知道的。」她繼續說。「我的女兒也覺得我瘋了。」

我沒有回答，因為我不知道該說什麼。格蘭達女士停了片刻，調整姿勢，才繼續說：「我沒有瘋。我的姊姊就站在妳旁邊。」

我直覺轉向格蘭達女士所指的方向，卻只看到床頭櫃。我還是點了點頭。

格蘭達女士睡著後，整間屋子陷入寂靜。我意識到，我所受到的教育無法幫助我面對這一切。在兩年的護校訓練裡，只有分配一天的時間給家庭照護或安寧療護，這兩個是截然不同的領域，而我選擇的是前者。雖然家庭照護的患者在接受治療期間，同樣也是待在家中，但他們並非面臨死亡。這顯然是和安寧療護最大的不同之處。

一直到前一份工作，也就是在老人之家擔任主管時，我才漸漸開始認識安寧療護的領域。老人之家裡可以申請所謂的「喘息服務」，也就是我們接手照護臨終的患者，讓主要照顧者得以休息，一次為期五天。即便在那時，我也不負責臨終患者藥物以外的服務。不過，我的確看過安寧療護護理師前來照顧喘息服務的患者。我喜歡那些護理師，因為他們似乎總是能以我辦不到的方式照顧患者，因此讓我深感佩服。雖然安寧療護護理師幾乎同時都要照護十二到十八個患者，他們卻總是能坐下來好好陪伴他們，因為這是他們職責的一部分。在老人之家，每個護理師都要照護四十個患者，我有時都會開玩笑地說，我就像是到處發送薄荷糖的機器，因為除了分配必要的藥物之外，實在沒有時間做別的事了。在走廊上奔跑發藥時，我有時會注意到安寧療護護理師坐在患者的床邊，和他們談話。他們的平靜令我驚訝，我不禁想著，要是能那樣和患者建立連結，該有多好！

每隔一段時間，就會有安寧療護護理師來找我，向我解釋患者的狀況，並分享他們的規劃。每一次，當我詢問是否要聯絡醫師時，他們都會搖搖頭，解釋說已經告知醫師，一切都在掌控之中。這也和其他類型的護理工作不同，不是每個人都要拚命搶救患者的生命。安寧療護護理師不會竭盡全力地給予各種藥物和治療，而是和患者商量，該如何在僅剩的時間裡，提高他們的生活品質。我看著患者和家人共度許多時光，而不是在不同的診間來來回回。我看著護理師們努力減輕患者的痛苦，但不會做得過頭。這才是我心目中醫學理想的樣子。

越常見到安寧療護護理師，他們的工作就越吸引著我。我決定留意相關的職缺，也申請了幾個難得出現的職缺，但都沒有成功。當時，在我住的地方，只有三間提供安寧療護的公司，每一間也只有三個護理師的名額。更別提在工作要求的項目，都列出須具備相關經驗，這就很兩難了。唯有一連串機緣巧合

（至少對我來說是這樣），才讓我終於得到現在的工作。

某一天，當我在老人之家工作時，有個人輕輕敲了辦公室的門。

我向外喊：「進來吧！」訪客是個一臉憂心忡忡的女士。她說，她是四零四號房提姆的女兒。提姆患有腦癌，情況急速惡化。安寧療護應該在一個小時前就要來接他，卻沒有出現，也沒有聯絡她。我一邊微笑著告訴她，我會打電話給那間公司，一邊強壓內心的怒火。很顯然，這位女士感到脆弱無助，而且並不想抱怨，但她的處境該有多艱難痛苦啊！儘管我的患者之前在那家公司都有良好的經驗，但這次的情況還是令人難以接受。

那位女士一離開，我就拿起電話，打給安寧療護公司。電話響了幾聲，終於有個自稱克莉絲汀的女士回應。我解釋了情況，並表示自己對提姆家庭的境遇感到不捨。只不過，我當天剛好喝了太多咖啡，前一晚又沒有睡飽，所以語氣比平常更強硬了些。「進入安寧療護一定感覺很糟，如果又覺得不受到貴公司的重視，那更是雪上加霜。我相信你們一定有很好的理由，但提姆受到這樣的對待，還是讓人無法接受。」

克莉絲汀解釋道，前一個週末有個護理師臨時離職，讓他們公司措手不及。她又說：「不過我可以親自去接提姆。」

我鬆了一口氣，在她要掛電話時說：「抱歉說話難聽了些。」

一個小時後，提姆進入安寧病房。他的家人與克莉絲汀擁別時，看起來都安心許多。當我看見克莉絲汀在不遠處的走廊消毒雙手時，她注意到我，並朝我走來。

「妳是哈德莉嗎？」她問。

「是的。容我再次道歉。」

「真的沒關係。」克莉絲汀說。「我很欣賞妳這麼在乎妳的患者。」她停頓了幾秒鐘，又繼續說：「如果我錯了，請告訴我，不過我應該看過妳的求職申請？」

我四下張望，確認周圍沒有同事。「大概是六個月前，但我沒有錄取。」

「妳還有興趣嗎？」克莉絲汀問。

「當然嘍！」我說著，試圖不讓我的聲音因為興奮而變得高亢。

「下班以後可以來面試嗎？」

「我們五點見。」我告訴她。

曾經，得到這份工作讓我欣喜若狂。只不過，當我和格蘭達女士待在這房間裡時，我卻覺得自己像是離開水的魚。我開始懷疑，自己究竟適不適合安寧療護。當我深陷沉思時，聽見格蘭達女士發出聲音。她睜開眼睛看著我。我微笑著對她說：「嗨。」

「我剛剛做了最美好的夢。」她幸福地嘆著氣。「我和父母親一起飛過一片花田。我的母親看起來好極了，好年輕啊。我覺得幸福又平靜。」

「聽起來太不可思議了。」我真心地告訴她。

格蘭達女士舒了一口氣，看向我身邊的木頭桌子。「看起來，我的姊姊還在呢。她說，她會在這裡陪我，一直到離開的時候。」

我看著木頭桌子，但只看到那一疊書本。在好奇心驅使下，我問她要離開到哪裡去。

「我也不知道。」她一邊掀起蓋著的毛毯，一邊說著，然後又把毛毯蓋回去。一段時間後，瑪麗亞走進房裡，走到床邊親吻母親的額頭，嘆著氣告訴我們，睡了一覺讓她感覺好多了。

「我也是。」格蘭達女士笑著說。

「妳還看得見妳的姊姊嗎？」瑪麗亞問。

我準備好面對格蘭達女士的回答，而且我知道她的女兒聽了會不開心。

「看不見了。我想，我只是太累了。」她一邊回答，一邊轉頭看我。她緊盯著我的雙眼，想看看我是否有糾正她的勇氣。我什麼也沒說。

我假裝在平板電腦上做記錄，持續觀察著格蘭達女士。我注意到，她一直看著我旁邊的桌子，然後又看向天花板上的吊燈。當她告訴我她死去的姊姊在場時，也是看著這些地方。我跟著看向房間的那個角落，但依然什麼也看不到。我真想知道她都看到怎樣的景象。

中午時，格蘭達女士的女兒說，我可以離開沒關係。我回到車上，打電話給克莉絲汀。

「格蘭達女士和她的女兒說她們沒事了。我不確定接下來該怎麼做。」

「很好！她有任何需求嗎？」

「不。她只是睡了一陣子。醒來以後，她說她還是看見她死去的姊姊，但接著卻對女兒撒謊說她沒看見。」

「這麼看來，她應該很清楚意識到周遭環境，甚至能覺察到女兒的感受，對吧？我們的摯愛會來接我們，聽起來很瘋狂嗎？」

「這很常見嗎？」我不可思議地問。

「喔，是的，幾乎每次都會這樣。」克莉絲汀輕鬆地回答。「所以，在這樣的情況下，並不算是真正的持續關懷，因為我們並沒有介入的必要。我們的工作手冊說，護理師必須每小時至少提供一次症狀控制協助，才能稱為持續關懷。最理想的情況就是我們不需要這麼做，所以就只當成一次時間較長的到府照護吧。」

取得共識後，我掛上電話，盯著眼前的車道，覺得頭暈目眩。格蘭達女士不可能真的看見自己過世的姊姊，對吧？我又拿出平板電腦，看著她的病歷上最新的醫囑：八十六歲女性，罹患黑色素瘤，已轉移，提出手術建議，但堅定拒絕進一步治療。患者意識清楚，與其深入討論後，決定轉介安寧療護服務。

皮膚癌不會造成意識錯亂或幻覺。我瀏覽她最近的電腦斷層，想找出其他可能的解釋。我找到上個星期的檢查報告，開始閱讀：肝門淋巴結大量腫塊，伴隨小腸左下腹明顯的不規則壁增厚，導致腸腔擴張。無腸套疊的徵狀。

基本上，癌細胞已經蔓延到她的消化道。但這還是無法解釋她的幻覺。我困惑地看著窗外。這一點道理也沒有。

我想，這其中一定有合理的解釋，只是我還不知道。安寧療護的訓練包含一個星期的電腦作業，再加上資深護理師的直接培訓。剛進入此領域的新人會收到一份電腦課程，還有一本課本。大部分的訓練內容都包含表格填寫，這不僅是安寧療護很重要的一部分，也是聯邦醫療保險的規定。（而且，這些表格極其複雜。我得說，我大概花了三年時間，才終於覺得自己比較能掌握這些規範。）在那之後，就只能透過見習來學習，就像是我那天跟著克莉絲汀一樣。你或許會對如此短暫的訓練時間感到驚訝，但我個人覺得，這已經相當充分。

身為安寧療護護理師，你可能會遇到的情境太多，教科書或課程都不可能全部教會你。這些知識只能透過第一手的見習經驗，以及真正開始工作來學習。

按照計畫，我那天下午應該要跟著護理師亞曼達。所以，我嘆了口氣，放下平板電腦，開車到患者家和她碰面。我看著亞曼達完成了定期查訪，忍不住問她以前是否見過格蘭達女士。

「是的，我是負責收治她的人。很親切的女士，對吧？」

「非常親切。」我贊同。「但是，她說她見到過世的姊姊。妳覺得她神智不清了嗎？」

「喔，不。我問她知不知道自己在哪裡、現任總統是誰、她叫什麼名字，她都能正確回答。總統那題讓我很驚訝，因為她甚至能告訴我，雖然現在還是歐巴馬，但不久之後就要換了。所以，我不覺得她神智不清。」

「哦。」我不可置信地說。「所以，有些人真的能看見過世的親友嗎？這很常見嗎？」

她這麼回答：「是的，他們都看到一樣的東西。無論是種族、宗教，或是其他妳能想到的因素，都是一樣的。」

我點點頭，試著維持困惑的表情。但我的大腦快速運轉：為什麼這些護理師都表現得如此稀鬆平常呢？

那天下午，亞曼達和我打電話給晚班的護理師，回報患者白天的狀況。她也同樣對格蘭達女士的表現處之泰然。

「所以，如果她今晚需要妳去一趟，也別太意外。」亞曼達告訴她。「假如她沒有打電話，哈德莉隔天一大早就會去看她。」

她沒有打電話，所以隔天早上八點，我準時出現在格蘭達女士家門口。

我走進臥室，悄悄把工作包放在地上時，格蘭達女士還在熟睡。「嗨，格蘭達女士，我是哈德莉。」我和她打招呼，揭開她的棉被，露出她的手臂。她的皮膚比前一天更蒼白，甚至泛著青色。我觸碰她的右手，感到一片冰冷。我又輕聲喚了一次：「格蘭達女士？」我從護理師服的口袋裡拿出聽診器，貼上她的胸口。她的心跳很緩慢，微弱到幾乎聽不見。我把自動血壓計套在她的手臂上，按下測量鍵。血壓計發出嗶嗶聲，開始充氣。除了格蘭達女士微弱的呼吸聲之外，房間裡就只剩下血壓計的運作聲。我看著血壓計洩氣，然後又重新充氣，但在幾秒鐘之後停了下來，螢幕上閃爍著「錯誤」訊息。

「格蘭達女士，我要檢查妳背上的紗布。」我這次說得比較大聲。我幫助嬌小的她翻身。她枕頭的輪廓在她的上背部留下一道壓痕，但紗布和敷料都是乾淨的。老年人容易出現皮膚撕裂傷和褥瘡，假如不妥善處理，很快會受到感染，因此我們得時刻保持警惕。我把枕頭墊在她的肋骨下，然後小心地把她放回床上，讓她的身體稍微向左傾。

在這段時間，格蘭達女士都沒有動，也沒有發出聲音。她很可能已經陷入昏迷。我到走廊上找瑪麗亞，盡可能溫柔地向她回報狀況。淚水立刻從她的臉頰流下。

「我該做什麼？」她問。

「我想，妳應該和她說說話，告訴她妳有多愛她。我受訓時學到，雖然她可能沒辦法回應妳，但還是能聽見妳的聲音。」

瑪麗亞點點頭，用手背抹掉眼淚。我看著她蹲在母親床邊，溫柔地撥開母親臉上的白色髮絲。

「媽，是我。我很抱歉，昨天對妳那麼凶，我只是真的不知道該怎麼辦。妳教會了我一切，但沒教我：失去妳我該怎麼辦。媽，我該怎麼辦？」

看著她們，我覺得自己眼中也盈滿淚水。格蘭達女士突然大聲吸了一口氣。這是最後一口氣嗎？彷彿過了一輩子，但或許只有幾分鐘，格蘭達女士又大聲吸了口氣，然後是漫長的靜默。

她的女兒把頭枕在母親的手臂上。「妳可以去和妳的姊姊在一起了。」她啜泣著說。「我知道妳很想念她。媽，我已經開始想念妳了。我愛妳。」

格蘭達女士淺淺吸了一口氣，似乎平靜多了，然後一切陷入死寂。不久之後，她的女兒知道已經結束了。她看著母親的臉，一臉失落迷茫。我直覺地伸出手，搭在瑪麗亞的肩膀上。她也把她的手搭上我的手。我們靜止了一段時間，我不想當先移動的那一方。幾分鐘之後，瑪麗亞才轉向我。

「接下來呢？」

我不太確定。這是我第一次獨自面對死亡，而我竟然絲毫想不起我受過的訓練。

「我查一下，抱歉。」我一邊走向護理包，一邊低聲說。我翻閱著其中的文件，找到貼了「患者死亡處理步驟」標籤的文件。我快速翻到第一步：監測患者的心跳兩分鐘。假如沒有心跳，就宣布死亡時間。

我轉向瑪麗亞。「我現在要宣告死亡時間了。我想我不需要大聲說出來，但妳會介意我在妳面前這麼做嗎？」

「不介意。」她回答。「請大聲念出來。我想，這能讓我感到更真實。」

「好的。」我一邊說，一邊戴上聽診器，然後走到床邊，把探頭緊貼在格蘭達女士的胸口。一片靜默。我看著手錶，等著秒針繞一整圈。瑪麗亞站在我身邊。頭上吊燈的光突然閃爍一下，我直覺地抬起頭，錯過了秒針指到十二的那一刻。過了一分鐘。瑪麗亞困惑地皺眉，我什麼也沒說，繼續聽著心跳，下定決心不再錯過時間。當我盯著秒針時，吊燈又閃爍了，但馬上恢復光明。兩分鐘過去，我還是沒有聽到心跳聲。

我看著瑪麗亞，她對我點點頭，似乎在說：我沒事的。

「死亡時間，早上八點四十二分。」我輕聲說。

就在那一刻，房間角落傳來巨大聲響。吊燈正式熄滅，我們陷入黑暗。

Chapter 02

死亡之外，值得期待的事

——卡爾

經過八個月的見習，以及被見習的過程，我終於準備好單獨接下第一個患者。敲響卡爾先生的家門時，我既興奮又緊張。雖然我已經熟悉安寧療護護理師的必要技能，但我知道自己能做的準備也就只有如此了。很快地，我就會發現自己身處於全然陌生的情境中。

我和崔維斯一起站在卡爾先生家門口。崔維斯是安寧療護的護理師，最近即將升上管理職，於是要將一部分的患者移交給我。他對我進行患者的簡報：他已經照顧患有鬱血性心衰竭的卡爾先生四個月。卡爾先生的妻子也是護理師，很喜歡介入醫療相關決策。我點點頭，覺得自己心跳加速。

資深護理師通常喜歡「把年輕人生吞活剝」，會欺負缺乏經驗的新人。剛進入護校不久，我就體驗到這個現象。當我們新人護理師被分配向他們見習時，有些資深護理師會大翻白眼。

其他人則會表現得明顯不耐煩，大聲說出類似「為什麼老是要把學生給我？明明就知道我很討厭學生」等評論。即便成為正式護理師，還是有新手護理師必須遵循的不成文規定，其中包含誰應該要隨時待命、誰週末時要上班、誰要負責晚班等等。

我知道卡爾先生八十幾歲了，所以我猜他的太太瑪莉女士的護理經驗應該比我多三十年以上，就像崔維斯那樣資深。他看出我的焦慮，於是安撫我。「別擔心，他們會喜歡妳的。」

就在那時，一個嬌小的八十多歲女士來應門。她穿著鮮豔的粉紅色運動服，頭髮和妝容都很完美。「崔維斯！」她開心地喊著，並且擁抱他。這下可好，我心想，他們聽到我要取代他，一定會很失望。崔維斯讓到一旁，向他們介紹我。我看到瑪莉露出困惑的表情，眼神在我和他之間游移。

「是的，我得到管理職了。」崔維斯在瑪莉開口之前就先說。「我要把卡爾先生交到哈德莉能幹的手中。」

瑪莉一秒也沒延遲地說：「哇，我們會想念你的，但也替你開心。你們都進來吧！外頭實在太熱了。我們來喝點甜甜的茶吧。」

我們走進他們可愛的小屋，裡頭盡是植物、書本和陽光。瑪莉女士遞給我茶杯時，我覺得自己比較放鬆了。「我聽說您也是護理師？」我試探性地問。

她揮揮手，似乎要我別太緊張。「小兒科護士，親愛的。我完全不懂安寧療護。只要妳做什麼之前都先跟我說，我就不會插手。」她微笑著對我眨眼。

我們跟著瑪莉來到走廊盡頭，走進與明亮客廳形成強烈對比的陰暗臥室。卡爾先生躺在一張病床上。我只能透過電視的光線，隱約看到他的身形輪廓。

「親愛的，我們有一位新的護理師。」瑪莉開朗地告訴丈夫。卡爾先生只是悶哼一聲，把電視的音量調得更大。崔維斯一邊咯咯笑，一邊詢問是否能把電燈打開。

「不行。」卡爾先生粗魯地說。

但崔維斯還是把燈打開了，一邊道歉一邊解釋我們十分鐘內會離開。崔維斯檢查卡爾先生的皮膚，看看是否有傷口需要治療時，他顯然很不開心。我安靜地看著，試圖掩飾我的反應。雖然我沒資格評論什麼，但我認為，如果崔維斯無論如何都要把燈打開，那麼他就不該徵詢卡爾先生的同意。這似乎會讓卡爾先生產生自己有選擇權的錯覺，對於像他這樣，自主性已經相當有限的患者來說並不適當。我提醒自己，未來如果遇到這種情況，我只會解釋自己要做什麼，以及這麼做的原因，並且向患者保證我會盡快完成。

發現沒有需要照護的傷口後，崔維斯快速向瑪莉女士解釋他帶來補充的藥品。她點頭表示了解。

五分鐘後，崔維斯和我回到豔陽下。「他脾氣不好。我應該警告妳的。」

我用手擋住陽光，安靜地看著我的車。和其他護理師一起工作時，固然能讓我了解自己想成為什麼樣的護理師，但有時也讓我明白，不應該成為什麼樣的護理師。

兩天後，我回到卡爾先生和瑪莉家門口，但這次是獨自一人。卡爾先生現在是我的患者，我準備好要和崔維斯有所不同。很顯然，卡爾先生並不喜歡安寧療護；這也不難理解。他只希望一個人靜靜看電視，不受任何打擾。身為年輕有抱負的護理師，我決心要讓他改變想法。

瑪莉女士打開門，我開心地發現她換了另一套海軍藍的運動服，頭髮和妝容依然完美。我希望五十年後，自己也能像她一樣光采照人。她向我招手，要我直接去卡爾先生的臥室，她幾分鐘後也會進去。

卡爾先生待在和兩天前一樣的位置。房間裡同樣只有電視的光，而他把白色床單拉到下巴。

「卡爾先生，我可以進去嗎？」我輕輕敲門，低聲詢問。他看著我，顯得有些困惑，但還是默默點頭同意。我沒有開燈，而是坐在床邊的椅子上，詢問他在看什麼節目。

「體育。」他簡短地說。

我安靜地陪他看了一分鐘，注意到他每隔幾秒就會看我一眼。「妳沒有事要做嗎？」他終於問。

「有啊，但我可以等到廣告時間。我不趕時間。」

他驚訝地揚起眉毛，但什麼也沒說，又轉頭盯著電視。

廣告一開始，我就詢問是否能打開燈，檢查他的皮膚。他點點頭，讓我完成檢查。過程一結束，我就上前把燈關掉，但他說繼續開著就好。我聽話地坐回椅子上，繼續填寫我的表格。沉默了一陣子後，我注意到男友克里斯最愛的美式足球隊正在比賽。

「哇，我男友昨天晚上也看這場比賽！」我興奮地說。「他對體育非常狂熱，但他每次和我分享，我都左耳進、右耳出。」

我看見卡爾先生笑了。他堅硬的外殼似乎出現了一點裂痕。

「我知道達陣是什麼意思，但首攻又是什麼意思啊？」一點善意的謊言或許無傷大雅。

「那是指當他們在場上到達某個點後，會得到四次嘗試繼續推進達陣的機會。」他解釋道。

「哦！那我懂了！」

「妳確定妳夠聰明當個好護理師嗎？」他咯咯笑著問我。

我聳聳肩，說：「我猜這得由你切身感受才會知道。」

他笑得更大聲，而瑪莉女士衝了進來，著急地問是不是發生了什麼事。當她看見我們都在笑，很快就放心了。

一起離開卡爾先生的房間時，瑪莉女士抱了我，謝謝我讓他展露笑顏。她說，他已經幾個月沒笑了。

那天晚上，我在晚餐期間迫不及待地和克里斯分享我的新患者。他問我，覺得自己會喜歡這個新任務嗎？我回答：「是的，我覺得我能為他帶來改變。」

「我真以妳為傲。」他說著親吻我的額頭，並且把碗盤收到水槽。

我在前一份工作認識克里斯，他是老人中心的物理治療師。當我開始在那裡工作後，就時常聽到他的名字。

「妳見過物理治療師了嗎？」當我替她更換床單時，史都華太太問。

「還沒。」我有些心不在焉地回答，並且檢查她的皮膚狀況。

「他利用午餐時間幫我動動腳。我的保險不能再給付物理治療了，所以他是免費幫忙。」

我以前從沒聽過醫師這樣做。「聽起來太棒了。」我告訴她。

「他真的很棒。」她微笑著對我眨眼。

第一次和克里斯碰面時，我正在聽取其他護理師的報告。他三十多歲，相貌英俊，袍子下隱約露出結實肌肉。他的長相很特別，我後來才知道那是因為他有希臘和日本的血統。那位護理師介紹我們認識，我們害羞地相視微笑。我瞥見患者摩根女士在走廊上看著我們，一陣子後才駕著輪椅離開。

那天稍晚，摩根女士駕駛輪椅到護理站。我剛好獨自坐著整理表格。

「妳單身嗎？」她問。

「是的。」我有些摸不著頭緒地回答。

「那妳應該常找克里斯說話。」

我笑了，說：「我也很想，但我沒有理由到他工作那一區。」根據老人中心的配置，居住和復健在大樓不同區域，中間隔著自助餐廳。除了在自助餐廳的偶遇，我們幾乎沒有機會遇見彼此。

摩根女士皺起眉頭，很顯然在計畫些什麼，然後才猛然轉身，駕著輪椅離開。我探頭到門外，想知道她要去哪裡。我看著她停在好友們身邊。她們都屬於紅帽女子協會（這種類似姐妹會的組織在許多老人中心都有）。她們一面咬耳朵一面偷笑，我注意到她們每隔一陣子就看我一眼。我繼續整理表格。

隔天，當我在走廊上前進時，看見摩根女士從輪椅上站起身來。我覺得非常困惑，於是靠近她，問道：「摩根女士，一切還好嗎？」

「喔，親愛的，我不小心跌倒了，需要請物理治療師來評估狀況。妳可以把我推到那裡去嗎？」

我瞪大眼睛看著她，知道她是故意「跌倒」的。她用蹩腳的演技假裝痛得皺眉，眼神裡卻透著興奮之情。我不確定該怎麼辦，只好幫她回到輪椅上，把她推到物理治療的區域。

克里斯一看到我們，就從辦公桌後起身。

「怎麼了？」他一邊蹲在摩根女士身旁，一邊問我們。

「我真是笨手笨腳！我從輪椅上掉下來，這位可愛的護理師很善良，不但扶我起來，還帶我來這裡找你。」

我不想反駁她，所以只說：「看起來妳會受到很好的照顧，下午吃藥時間再見嘍！」

「喔，不！我只需要一分鐘就好了。妳何不留在這裡等？這樣一來，我就不用駕著輪椅行駛這麼遠了。」摩根女士輕快地說。

我聳聳肩，找了附近一疊藍色的體操軟墊坐下，看著克里斯替她檢查。後來，克里斯告訴我，他一看就知道摩根女士根本沒事，但他還是配合演出。

「還喜歡妳的新工作嗎？」他一邊轉動摩根女士的手臂，一邊問我。

「其他人好像都在這裡工作一輩子了，大家都彼此認識，讓我這個新人覺得有些格格不入。」

「我在這裡做了四年，所有的人都認識。我很樂意為妳介紹。妳願意把電話號碼給我嗎？」他一邊問，一邊從桌上拿起筆記本交給我。我試著掩飾自己的興奮之情，寫下我的電話號碼，把筆記本還給他。

那之後又過了快要兩年，我們的感情依然堅定。

第一次單獨訪視卡爾先生的三天後，我又回到他家，這次更有信心了。瑪莉女士穿著運動服，招呼我進去看看病患。他還在老地方，但這次帶著笑容。

「我的美式足球知識讓男友刮目相看。」我告訴他。「這都是多虧你！」

「喔，這沒什麼。」他回答。「我們還有很多要學。妳聽過閃電博爾特嗎？」

「我不知道你說的是誰。」我笑著說。

我一面做照護檢查，一面聽卡爾先生詳細介紹，說明博爾特是短跑選手，在近兩屆奧運中連續拿到三面金牌。我用聽診器檢查卡爾的心臟和肺臟時，他說：「別告訴妳男友是我說的。嚇他一跳，看看他怎麼想。」

我微笑著同意。

回到車上，前往下一個患者家的路上，我打電話給克里斯，告訴他關於博爾特的知識。

「他這麼告訴妳的嗎？」他興奮地問，然後和我說許多關於博爾特奧運生涯的小知識。在十五分鐘的車程裡，我開心地讓他一直說下去。

幾天後，我愉快地和卡爾先生分享，我對體育的新興趣讓克里斯很興奮。我們一起大笑，卡爾說他絕對不會和克里斯告密。但在笑聲背後，我覺得喉嚨有些哽咽。我知道，如果容許自己和卡爾先生建立連結，我註定會心碎。我只能提醒自己活在當下，不要對明天感到憂懼。當我投入安寧療護時，就是這麼向自己承諾。

幾個星期後的某天，卡爾先生用一張手寫的字條和我打招呼。我困惑地打開，看見他用還算好讀的書寫體，寫下前幾天的新聞。他說：「我開始把資訊寫下來。每次妳離開，我就會想到要告訴妳的事，寫下來才不會忘記。」

「太好了！」我回答。「這麼一來我也不會忘記了。」

幾個小時後，我到托兒所接布羅迪回家，在車道上坐了好一陣子才進屋。布羅迪在回家路上睡著了，所以我可以從護理服口袋裡掏出皺皺的紙條，微笑著閱讀。此時，卡爾的新聞剪報已經不再侷限於體育，而是包含當前的重大事件和其他值得關注的議題。他知道我是單親媽媽，沒有時間好好坐下來看新聞，於是決定接下讓我吸收新知的任務。我向他道謝時，他說這讓他有了使命感。我把紙條摺好，放到車子的置物箱裡，然後溫柔地叫醒布羅迪，一起回到屋裡，一邊吃晚餐，一邊和克里斯分享最新的體育新聞。我在內心暗自感謝卡爾先生，他讓我看起來比實際上更博學多聞。

美式足球的季節來了又走，然後時序進入寒冷的冬天。某個寒風刺骨的週三早上，我難得有些悠哉的時光，可以泡一杯熱咖啡，坐在辦公桌前和同事聊天。

當我們正在聊天時，崔維斯衝了進來，打斷我們的談話。「哈德莉，卡爾出狀況了。瑪莉需要妳。」我的同事同情地看著我，她知道我很喜歡卡爾。我點點頭，套上厚重的大衣，衝了出去。

對於接下來發生的事，我一點準備也沒有。

卡爾和瑪莉的屋子於我而言早已熟悉無比。我脫下大衣，聽見房子後方傳來一些聲響。我想那應該是瑪莉發出來的，於是走進卡爾的臥房。看見空蕩蕩的病床，我感到怒火中燒。卡爾先生已經過世，而葬儀社的人把他接走了！為什麼崔維斯沒有告訴我？

有人從後面撞上我，讓我的怒火轉為困惑。我聽見「嗨，哈德莉」。卡爾先生的聲音讓我立刻轉身。

刺眼光線讓我一瞬間什麼也看不見。這不是大家所說的天國之光，而是來自卡爾先生手中沉重的黑色手電筒。他走過我身邊，彷彿身負重任。

我驚訝地看著緊跟在他身後的瑪莉。她伸出雙手，以防他突然往後倒。她看起來和我一樣困惑不解。

「怎麼了？」我輕聲問她。「我沒看他下床過。我不認為他能走路！」

「我也不認為。」她驚慌地輕聲回答。

「這種狀況持續多久了？」

「至少一個小時。他不肯跟我說話，只是拿著手電筒走來走去，檢查每一扇窗戶的窗簾和每個小角落。我還希望妳能告訴我這是怎麼回事。」

我雙眼圓睜著搖搖頭。

我轉向卡爾先生。他此時跪在地上，往病床下張望。「在看什麼呢？」我試著讓自己的聲音聽起來很輕鬆，但還是透露出一點驚慌。

「我在和安娜玩捉迷藏。」他回答，彷彿那是再明顯不過的事。我以前不曾聽過安娜這個名字，於是疑惑地轉向瑪莉，卻看見她的眼眶盈滿淚水，雙手捧著胸口。她花了一些時間冷靜下來，才向我解釋：「安娜是我們的寶貝女兒。她在兩歲時溺死了。卡爾覺得都是他的錯；但那不是任何人的錯，他卻無法原諒自己沒能救她。」

我一邊消化這則訊息，一邊感到背脊發涼。我不知道該如何反應。接著，我最喜歡的護校老師的聲音在我腦海中響起：進入他們的世界。

但問題是：卡爾的狀況是什麼呢？他似乎同時處於兩個狀態——實體上，他和瑪莉與我同在這間房裡；但情緒和心理上，他似乎和安娜待在其他地方。從格蘭達女士過世以來，我又經歷了幾個患者的臨終時刻。我對這樣的現象漸漸習以為常，但我從未見過哪個患者看到的是孩子。除此之外，即便相處了幾個月，我此時此刻才意識到卡爾和瑪莉有孩子，也才第一次看到卡爾離開床鋪。而他就站在那裡，看起來精力充沛。

好的，我心想，我可以應付這個狀況。我慢慢靠近在廁所的櫥櫃裡大肆搜索的卡爾先生。

「我該怎麼幫你找到她呢？」我問他。

他直勾勾地盯著我，眼裡盡是淚水，說道：「我知道她在哪裡。」

「你知道嗎？」

「是的，但我還不能到她身邊。我應該很快就可以過去了，我媽說的。」

「你也看見你母親了嗎？」我問。

「是的。」他實事求是地說。

「那我們現在該做什麼？」

「我想，躺下來吧。」他聳聳肩。

我點頭，溫柔地把卡爾扶回他的病床上。

安頓好卡爾後，我和瑪莉擁抱，交代她晚上如果有需要，就打電話給我們。我走出大門，回到冷冽的戶外。太陽正要下山，為世界染上深淺不一的美麗紅色、橘色和紫色。我停下來短暫欣賞天空，突然注意到附近的樹枝上有一隻藍鳥靜靜地盯著我看。我不禁好奇，那會是安娜嗎？但我很快就把這個想法拋到腦後：這太蠢了。這只是巧合，或是幻覺，或是類似的東西。

我回到車上，打開暖氣，打電話給和我們配合的安寧療護醫師庫瑪醫師。我很喜歡和他談話，因為他非常聰明，卻也平易近人、樂於傾聽。他與我以前共事的醫師不一樣，更從容自在，也相當信任護理師。

「嘿，怎麼了嗎？」他接起電話。

「你現在忙嗎？不是什麼急事。」

我透過擋風玻璃看著那隻動也不動、盯著我看的藍鳥。真是太詭異了。

「不會。什麼事啊？」

「我想跟你回報卡爾先生的近況。他今天起來走路了。我以前從沒看過他走路。」

「喔，臨終清醒（俗稱迴光返照）。」庫瑪醫師回答。他聽起來一點也不驚訝，甚至有點心不在焉。

「什麼？」

「幾乎每個人在過世前，都會經歷臨終清醒。」他說得彷彿那是眾所周知的醫學事實。我現在已經知道，臨終清醒現象時常發生。通常，目睹一切的親友會以為奇蹟出現，患者開始恢復。但了解這個現象的人知道，這代表死亡已迫在眉睫，患者可能在幾天之內離開。

「我想是吧。」我不太確定地回答。「我還是新手。他也看見他過世的母親和女兒了。」

「這讓他很難受嗎？」

「不，他很平靜。」

「他可能很快就會過世。」庫瑪醫師說。與此同時，藍鳥從枝頭飛走。

「你沒聽到我說的嗎？」我反駁道。「他走路了！他正在康復。他的生命徵象都很正常。他沒有要死。」

「妳很快就會知道了，哈德莉。」庫瑪醫師輕聲說，然後我們掛了電話。

那天發生的事讓我很不安。當我終於逼自己上床睡覺時，夢見一個綁著馬尾的金髮小女孩，她在野花叢中奔跑，身邊有隻藍鳥快樂地飛翔。醒來時，我覺得自己一分鐘也沒睡到。

隔天，我像每週二早上那樣，來到卡爾先生家門口，不確定自己會看到什麼樣的場面。卡爾先生又回到床上，瑪莉坐在他的床邊。

「他每次清醒都只有幾分鐘。」她告訴我。

就在此時，卡爾先生睜開眼睛，對我微笑，說：「嘿，這不是我最喜歡的護理師嗎？」他很虛弱，幾乎連眼睛都睜不開，說話的速度也比平常慢很多。

「這不是我最喜歡的患者嗎？」我回答。這是實話。雖然我當時手上大約有十二個患者，但卻覺得自己和卡爾與瑪莉之間有著特殊的連結。我想，這有一部分是因為他的安寧療護持續了好幾個月。但並不只是如此，我覺得自己和他們很親近，相處起來也很自在。「你昨天挺辛苦的。」我輕聲說。「我會盡快檢查完，讓你好好休息。」我聽了卡爾的心臟和肺，就像以往做了無數次的那樣。

「謝謝妳。」他說。

「為什麼這麼說？」

「妳給了我，除了死亡之外，值得期待的事。」我覺得自己臉上盡是溫熱淚水，臉頰難為情地漲得通紅。「我會想念妳的，孩子。」他說。此時此刻，他幾乎連眼睛也睜不開了。

「我也會想念你的，卡爾先生。」我回答。我的視線因為淚水而模糊。瑪莉送我出門時，問我他還剩多少時間。

我強作鎮定，回答：「說實話，我也不知道。」

那天晚上，我懷著沉重的心情上床。我還沒準備好面對卡爾先生的離去。對我來說，他就像個慈祥的祖父。我試著隨手滑一滑社群網站，想讓自己分心，但這沒什麼幫助。凌晨四點，電話聲把我驚醒。那是待命的主責護理師。

「哈德莉，真的很遺憾。我在鎮上另一頭幫助患者緩解疼痛，接到卡爾太太的電話，聽起來很緊急。她需要有人到他們家去。可以麻煩妳跑一趟嗎？」

雖然我當晚是備援的護理師，但將近一年的安寧療護經驗裡，我還沒有在晚上接到看訪患者的任務。我們其實有兩個晚班護理師，只有當他們兩人都很忙碌時，才會用到備援，但這發生的機率太低。

「當然。」我回答，掛掉電話。

「是誰啊？我以為妳今晚不用待命。」克里斯睡眼朦朧地說。

「卡爾先生需要我。」我說著起床準備。「我是備援，我以前還沒接過這樣的電話。」

克里斯同情地看著我，說：「那妳最好趕快出發。我會把布羅迪安頓好，妳放心。」

我和他吻別，往門口走去。

開車前往卡爾和瑪莉家的途中，我的胸口異常沉重。我回想著和卡爾的第一次碰面，也回憶著他幾個月來和我分享的所有體育知識，以及我和他們夫妻一起喝的無數杯茶。我也想著前一天早上，他對我說的最後一句話。

他們的家散發著異樣的氛圍。我帶著一絲不安朝著他的臥室走去，瑪莉女士在門口等我。

「他走了。」瑪莉說，她的聲音帶著些許同情，希望能減輕對我的衝擊。

「好的。」我沉重地說，但立刻就難為情地向她道歉，因為我意識到失去摯愛的人是瑪莉，是我必須為了她而表現得堅強。

瑪莉和我一起走進臥室。少了電視的光線，房間裡伸手不見五指。我把檯燈打開，看著卡爾先生失去生命的身體。我按照熟悉的流程把聽診器放在他胸口，但這次少了熟悉的跳動節奏。我面對的，不是他帶著微笑和皺紋的臉孔。這次不同了，只有靜默和空洞。

我止不住自己的淚水，只能用沙啞的聲音擠出：「死亡時間，凌晨四點四十七分。」我抬起頭，透過淚水迎上瑪莉女士的雙眼。她走向我，張開雙臂擁抱我，我哭得更大聲了。

「對不起，我很抱歉，應該是我安慰妳才對。」我啜泣著說。

她退後一些，堅定地看著我說：「我們安慰彼此。完全不需要道歉。我們都非常愛妳。神將妳帶進我們的生命，我們都很清楚。」

我安靜地點點頭，不斷流淚，什麼也說不出來。當我再次擁抱瑪莉，回想起初次見面時，我對她還有些畏懼。現在回想，實在有些好笑，畢竟我從她身上只感受到愛和接納，更別提她對我的能力全然信任。幾分鐘後，我終於冷靜下來。

「現在該做什麼呢？」她問。

「我得聯絡葬儀社。」

瑪莉嘆了口氣，點點頭。

打過電話後，瑪莉女士和我依照卡爾先生的意思，為他穿上海軍軍裝。我們一起艱難地為他拉上大衣，我拿起床邊椅子上櫻桃紅的領帶，遞給瑪莉。

「我不會打領帶。」

她接過領帶，輕聲笑著說：「我也不會。」接著，她的輕笑變成開懷大笑。「如果他現在也在這裡，我知道他一定會說，假如我們連領帶都不會打，怎麼能安心把病人的生命交到我們手中。」

我也跟著笑了，一直到門鈴響起才停下來。我上前應門時，臉上還帶著笑容，身後傳來瑪莉的笑聲。我相信葬儀社的人都覺得我們瘋了。

他們把卡爾放上輪床，蓋上白色床單。瑪莉突然想起什麼，制止他們。

「襪子！」她說。「他得穿襪子！」我看著她。「安娜。她過世的時候，他在他們把她帶走前，也為她穿了襪子。他說不想讓她的腳冷到。」

我理解地點頭，把領帶和襪子都交給葬儀社人員。

他們離開前，需要我的簽名，這是正常的程序。我意識到自己沒有帶筆，又不希望再麻煩瑪莉女士，於是回到車上拿筆。在翻找的過程中，我的指尖碰到一疊紙。我困惑地拿出來，發現那是卡爾先生在好幾個月前第一次寫給我的筆記。

我很快地走回屋裡，為等待的葬儀社人員簽好名。我為他們開門，靠著門框目送他們帶著卡爾先生離去。

當他們把輪床推過車道，推上等待的靈車時，我聽見鳥叫聲，抬頭在附近的樹上看見一隻藍鳥。牠快活地叫了幾聲，開始拍動翅膀。我忘神地欣賞牠飛向靈車旁的美麗身姿。

我微笑著，眨去眼中的淚水，輕聲說：「安娜，請替我好好照顧妳爸爸。」

Chapter 03

我要當第一個在天堂擁抱妳的人

——蘇

卡爾過世後那個秋天，他們把蘇女士分派給我。她罹患的慢性阻塞性肺病其實是一個統稱，指的是一系列可能讓患者呼吸困難的疾病。連在房間裡走個幾步，感覺都可能像跑了馬拉松，讓患者喘不過氣來。

和蘇女士第一次見面，是在某個清冷的秋天早晨。她的兒子佛瑞德熱情地歡迎我。他看起來不超過五十歲，但我猜實際年齡應該更大，畢竟他的母親都已經九十八歲了。他的太太黎安在他身後，也同樣友善溫暖。

打完招呼後，佛瑞德開門見山地說：「我們想先警告妳，她脾氣暴躁，而且很固執。她罹患慢性阻塞性肺病好幾年了，但不久前的某個晚上狀況很糟，我們不得不叫救護車。在急診室裡又能順暢呼吸後，她就立刻拒絕任何進一步的治療或檢查。所以，醫生建議安寧療護。」

「聽起來很合理。我迫不及待想見她了。至於暴躁和固執？我再熟悉不過！」我回答得很有信心。雖然還有很多需要學習的地方，但截至當時，我已經獨立照護許多患者，而慢性阻塞性肺病是安寧療護常見的狀況，我以前也處理過。

走到隔壁房間時，我看見蘇女士坐在一張看起來很舒服的大椅子上，看起來就像被椅子吞沒一樣。她的體重一定不超過四十公斤，骨頭看得一清二楚。這是慢性阻塞性肺病不幸的副作用。

我用慣常的活潑語氣和她打招呼。「嗨！我是哈德莉！很高興認識妳！」

「我看不出妳來這裡的意義何在。」她嫌惡地說。

我相當震驚。我來這裡做什麼？我好像花了一個世紀，才釐清自己的思緒，並終於回答她。「我來這裡讓妳舒服一些。」

「我好得很。」她簡短地說。

我轉向她的兒子求援。

「媽，她是安寧療護的人。」佛瑞德插手了。「還記得嗎？史密斯醫師說她會來看妳，妳就不用再去急診室了。」

「我當然知道。」她尖銳地回應她兒子，接著又補了一句：「我又沒叫你待在這裡。」

我偷偷看了佛瑞德一眼，但他似乎完全不受影響。要如何在控制情勢的同時，又不冒犯脆弱的患者和家屬，其中的平衡其實很難拿捏，而我很想處理好。我保持沉默，不確定該如何回應。幾秒鐘後，蘇女士終於轉向我，說：「妳可以做妳該做的事，但我不知道我會不會繼續讓妳當我的護士。」

我鬆了一口氣，開始填寫必要的表格，將她收治為我的安寧療護對象。完成後，我提議隔天再來進行例行檢查。我也解釋，安寧療護的護理師二十四小時待命，但待命的不一定會是我。

「我明天再來好嗎？還是您想要換一位護理師呢？」我問。

蘇嘆了口氣說：「應該可以吧。明天再來，我們再看看。」

佛瑞德笑著翻一翻白眼。送我出門時，他說：「我想她喜歡妳。」

我試著不讓他看出來，但我覺得他瘋了。

隔天，我到蘇女士家進行例行訪視，替她量血壓、脈搏、呼吸和體溫。我檢查她的皮膚是否出現壓瘡或瘀血。我詢問她的排便狀況，以及是否有任何藥物的副作用，還有進食和睡眠的狀況。她的回答都很簡短，當我在記錄時，她就看著電視上的高爾夫球賽，幾乎沒說話。

我們後續的訪視幾乎都是這樣。每週兩次的訪視維持一個月後，蘇女士突然調低電視的音量，看著我問：「為什麼檢查結束後，妳還要待那麼久？妳大概十五分鐘內就可以離開了。」

「我的公司要求我必須待超過三十分鐘，但如果能待到四十五分鐘更好。」蘇是對的，有時候其實沒有那麼多事要做，也不需要花那麼多時間。這代表我可以坐下來聽聽患者的故事。我喜歡這樣。

「妳知道嗎？妳可以在車上休息，也不會有人知道。反正，沒有人會想聽我這個老太婆說話。他們都覺得我神智不清，因為我比塵土還老。」

我輕笑著說：「我是個單親媽媽，可不能丟了工作。」這是我從未和患者分享的部分。我的公司有一條規定，就是不能和患者分享我們的生活。某次，有位家屬打給我們的經理，抱怨他們覺得護理師好像把自己的問題加諸在他們身上。患者家屬已經有太多問題要面對，當然不需要額外的壓力。不過，我們花大量的時間和患者及其家屬相處，建立關係，假如從不分享感覺也很奇怪。

我試著在遵守規矩與建立連結之間取得平衡。在幾個星期的沉默後，我當然很想和蘇女士建立連結。

只不過，這沒有效。蘇女士沒有繼續說話，只是點點頭，又把音量調高。

我猜，我們會繼續安靜下去吧。

下一次拜訪時，蘇女士還是待在平常的位置，她的白髮也一如往常地上了完美的髮捲。她穿著居家服，搭配了相襯的拖鞋。只不過，這次在我坐下之前，她就開始說話。

「睡了六個小時，今天早上有大便。不想吃早餐。上一次吃東西是昨天晚餐，我全部吃光了。我脫掉毛衣了，妳可以替我量血壓和檢查皮膚。」

我快速拿出平板電腦，把這些都記錄下來。檢查完畢後，我放下平板電腦，示意她我已經完成了。

「妳還剩很多時間，對吧？」她問。

「是的，至少二十分鐘。」

「妳可以替我的植物澆水嗎？」

這不是一般護理師的任務。這類協助事項通常會由護理師助手來做，但我看不出有何不可。「好啊！」我熱情地回應。蘇女士帶我到澆花器旁。盛水的同時，我看著她牆壁上的圖畫。那是一幅結婚畫像，其中的蘇女士雖然身材一樣嬌小，但年輕許多。吞噬她的不是椅子，而是一件巨大婚紗。她身邊的男士穿著軍服。我四下張望，注意到同一位男士（顯然是她丈夫）的照片布滿整面牆。他在照片裡幾乎都穿著軍裝。

蘇女士指著每一株植物，告訴我何時開始澆水，何時該停下來。有些植物需要很多水，有些則只需要幾滴。我重複盛了幾次水，才把所有植物都澆完。

「妳可以每週澆一次嗎？」

「當然。」我熱情地答應。至少，她終於願意和我說話了。

「很好。如果妳真的能發揮一點作用，那我就繼續讓妳當我的護士。下次進來的時候，順便幫我拿信。」

「是的，女士。」我帶著大大的笑容說。說真的，能做些例行公事之外的事，感覺挺不錯的。

下次來訪時，我把蘇女士的信件放在桌上。她點頭表示了解，這就算是她的道謝方式。如同上次的拜訪，她連珠炮般地說完所有例行問題的答案，讓我知道她睡了、排便了，也吃了。完成檢查後，我把平板電腦放回手提包裡，讓她知道我已經準備好執行下一個任務。

「床上有一些衣服。妳摺衣服的技巧還可以嗎？」

我短暫思考自己摺衣服的能力，才緩緩點頭。「我媽教過我，我想我能做得很好。」

於是，蘇女士以纖細但精心保養的手指指著她的臥室。她全白的床整理得一絲不苟，點綴著帶有波浪邊的精緻蕾絲床裙，真的很美。她的床頭櫃上也擺著一張婚紗照。

我帶著衣服回到客廳，坐在地上開始摺。我決定試試我的運氣。「我看到您的婚紗照了，真的好漂亮。你們結婚多久？」

「不夠久。」她回答時仍盯著電視。「他不到三十歲就死了。戰爭。」

「您的兒子有三個兄弟姊妹。您再婚了嗎？」我一邊摺她的絲質內衣，一邊問。蘇女士把電視關掉，面對著我。

「妳很愛刺探隱私。」

我擔心自己冒犯她了。「很抱歉，我只是想更了解妳。」我說著，不敢把眼睛從膝頭的襯衫上移開。

「沒有人問過我的事。他們只會叫我『吃這個藥』、『去看那個醫生』。」她看著窗外，若有所思地說。

我安靜地繼續摺衣服。大概過了一分鐘後，她看著我，開口說：「我沒有再婚。我們十六歲就結婚了。我的父母從他出生時就認識他。他絕對是我此生的摯愛。當他入伍時，我剛懷了我們的第四個孩子佛瑞德。我還記得親吻著他，他的手放在我的大肚子上。我那時就知道，我不會再見到他了。」

蘇說最後一句話時，我抬起頭看她。她緊抿嘴唇，沉浸在自己的世界，彷佛在凝視自己的回憶。「我完全沒辦法想像……」我說不下去了，因為我不知道該說什麼。

「喔，親愛的，衣服不該這樣摺。給我，妳看著。」她突然說著從我的手裡搶過襯衫。我看著蘇女士把襯衫摺得無可挑剔，但心思卻一直飄向她和我分享的故事。我想聽更多。

下次拜訪時，蘇女士的呼吸比平常艱難許多。惡化的狀況十分明顯，我第一眼就注意到了。

「這樣呼吸困難的狀況持續多久了？」我問。

「昨天就這樣了，但我完全沒事。」

我拿出聽診器，一貼上她的胸口，就聽見高頻哨聲般的喘氣聲。我拿出脈衝式血氧濃度器，這台小型機器夾在患者的指尖，就能監測患者的血氧。蘇的手指很冰冷，浮現的數字是百分之八十七。我鬆了一口氣，因為這個血氧數字還不算太糟。但我的放心很快就被恐慌所取代，因為我發現她出現了我不知道如何處理的症狀：極度呼吸急促。你可以想像一隻跳到陸地上，無法回到水中的魚。

我到外頭去聯絡醫師。雖然竭力保持冷靜，但蘇女士的皮膚開始發青，我很擔心假如不快速反應，她很可能會撐不過去。

「我該怎麼辦？」我慌亂地問庫瑪醫師。

「她很痛嗎？她是否覺得不舒服？」

「不，她並不感到疼痛。她說她沒事，但我不能讓她繼續這樣下去。」

「妳可以。」他冷靜地回答。「我知道護校教妳治療、治療、治療，但在這個案例裡，代表妳得用巨大的針筒戳她，抽一大堆血，送她進醫院，給她一大堆藥物，還有一大堆天知道什麼折磨。她不想要那樣。她只想舒服地待在家。我知道這有違妳的所學，但妳做的是對的。她待在家裡，也覺得舒適。」

我點點頭，默默思考庫瑪醫師說的話。或許有些時候，人們不需要更多。或許，他們反而需要更……少。或許，他們有時候只需要一些安慰。

當然，庫瑪醫師所說的我早就知道，安寧療護的運作方式就是如此。只不過，我到那時才意識到，治療的概念在我腦中根深柢固：更多的化驗、更多的醫療、更多的掃描檢查。護校所學習的一切，都是如何把病人治好，或至少是努力治療到最後一刻，卻很少談論如何撫慰病人。

就讀護校的第二年，班上有四個同學獲選在當地醫院進行一年的實習。我們可以一邊領薪水，一邊跟在護理師前輩旁見習，暑假是全職工作，學期中則算是兼職。雀屏中選讓我欣喜若狂。

每天早上，我和另外三名實習生打卡上班，然後檢查白板上我們被預先指派的任務。

「內外科護理。」剛開始不久的某個早上，我看著白板哀嘆。那是我最不喜歡的樓層。

「我是加護病房。」我的朋友薩默說。「瑪莉又分到待產室和產房了。」我們都想當那裡的護理師。

「嘿，妳今天跟我嗎？」一位綁著低馬尾的中年護理師一邊打卡，一邊指著我問。她名叫泰瑞莎，在急診部門工作。我上個星期和她一起值班過，我蠻喜歡她的。

「我也想！但我被分發到內外科護理。」我回答，然後指著白板。

「喔，不，別去那裡。妳今天跟著我能學到更多。來吧。」我看著泰瑞莎快步走向急診部門，然後轉向薩默。薩默對我聳聳肩。我也聳聳肩，揮手和她說再見，然後快步追上泰瑞莎。

「我覺得我的主管恐怕不會同意。」我一邊努力跟上，一邊對她說。

「怪到我頭上就好了。我比妳的主管資深，她不會對我說什麼。」泰瑞莎感應證件，進入急診部門。我還來不及把東西放下來，她就已經衝向病房。

「泰瑞莎，我要腎上腺素。」病房裡穿著手術袍的醫師回頭喊道。他正努力地幫病患急救，我可以看見他眉間的汗水。泰瑞莎早已在急救車的抽屜裡翻找。這種台車是急診室的標準配備，裡面有替患者急救時所需要的一切工具和藥物。

她向我招手，冷靜地吩咐：「找腎上腺素。」

我一邊找，一邊冒汗，卻遍尋不著。「我用看的就好，我還沒有準備好。」我告訴她，然後慌亂地退後。

泰瑞莎一把抓起腎上腺素注射液。如她所言，就在急救車上。她把針筒交給距離患者最近的護理師。「妳要負責下一個任務。」她命令道。我覺得自己快昏倒了。

「我們要在另一隻手臂上點滴。」病房裡有人說。泰瑞莎捏了捏我的肩膀，找齊了上點滴所需要的用具。她把東西都推給我，而我只能搖頭反抗。

「聽著，妳可以趁我還在這裡的時候做，或者之後只能靠自己。」我點點頭，開始用顫抖的手拆開器材的包裝，生怕自己在眾人的注目下，找不到患者的靜脈。謝天謝地，泰瑞莎引導我的手，讓我首次嘗試就成功。成就感只維持不到一分鐘，我就聽到醫師宣告。

「他走了。我要宣告死亡。死亡時間：七點十七分。」每個人都停下手邊的工作，魚貫離開病房。

房裡只剩下我、泰瑞莎和病人。她將資料輸入床邊的電腦，我則盯著死去的病人。他看起來糟透了，皮膚多處發青，衣服被撕開，嘴中放了一條管子，床單上沾滿血跡。他周遭的地上都是垃圾：藥瓶、紗布和包裝紙。我不知道他的遭遇，也不知道他的名字或年齡。

我聽見後方的自動門打開，轉頭看見一個嬌小的女子走進來，臉上的妝因為淚水而糊成一片。很顯然，她和過世的患者關係很親，但我無法確定他們的關係。

「我很遺憾。」我對她說，因為我覺得自己有義務安慰她。

「要多久都沒關係，結束之後再讓我們知道就好。」泰瑞莎對她說完後，示意我跟著她離開。

「我們沒時間安慰別人。」泰瑞莎告訴我。「還有三個病人需要我們。」

即便泰瑞莎這麼說了，我還是停下腳步。我可以聽見女子的哭聲從門後傳來。這樣感覺不太對。

但泰瑞莎沒說錯，其他患者需要我們。當天，我覺得我們似乎照顧了上百個處在人生谷底的患者，一刻也沒有休息。雖然比我年長許多，泰瑞莎的身體和精神看起來卻一點也不疲憊。她能不投入情感地，在患者之間移動。相反地，我卻覺得自己在聽下一個患者的悲傷故事時，還忍不住想著上一個患者的狀況。我很羨慕泰瑞莎抽離的能力，也想要仿效她冷靜的工作表現。她受到其他護理師和醫師的尊敬，我也希望得到那樣的敬重。

那個暑假，我多數時間都跟著泰瑞莎，盡可能向她學習。我越來越擅長抽離自己的情緒，只專注在手邊的任務。

某天，我們在治療一名腳部疼痛的糖尿病患者。「外科醫師應該一個小時內就會來替你診療了。」泰瑞莎告訴他。

「不需要！我沒有要動手術。」患者回答。我看著他的腳。很顯然，他需要動手術，我無法理解為什麼他要抗拒。

「不動手術的話你就會死。」泰瑞莎冷漠地說。她看著患者的病歷表，眼神一刻也沒有移開。

「如果我註定活下去，上帝就會拯救我。」

「是嗎？好吧。」泰瑞莎聳聳肩，動身離開，我緊跟在她身後。

「真愚蠢。」當我們通過走廊時，她這麼對我說。

「我也同意他應該動手術，但妳為什麼不相信他？」我問。
「喔，甜心，我不知道有哪個在急診部工作的人會相信病人。如果有個至高無上的神允許我們所見到的一切發生，那我可不想在死後和祂在一起。」
我覺得自己在童年信仰和成年經歷之間拉扯。每個人對於上帝和宗教的看法似乎都不一樣。我該怎麼知道誰是對的，誰又是錯的？成長過程中，成年人總是教我相信上帝，永遠不要質疑上帝的偉大計畫，就像急診室裡那個病人。但我也理解泰瑞莎的想法。和她相比，我在急診室的時間十分短暫，卻也已經見識過許多恐怖的事物。
如今，在安寧療護領域，我看到的卻截然不同。來自不同宗教或世俗背景的患者，都曾經歷我無法視而不見的靈性體驗。我有足夠的機會認識、喜愛和信任這些病人。我開始意識到，事情並不像我之前想像的那樣非黑即白，肯定存在著中間狀態。
我搖搖頭，想把急診室實習時學到的東西都拋到腦後。當時的我面對最需要的病患，卻努力劃清界線，只提供必要的付出，也就是治療，而不是安慰。我短暫地想像泰瑞莎如果聽到我和庫瑪醫師的對話，會有什麼反應。想必會大翻白眼吧。

「所以，我就……什麼都不做嗎？」我終於反問庫瑪醫師。

「不，妳打電話告知家屬最新的狀況。妳為她買她最喜歡的食物，讓她做她喜歡的事情。妳問她是否感覺舒適，如果覺得不舒服，就打電話給我，讓我們設法舒緩她的狀況。就一直這樣下去，直到她開心為止。無論社會的觀感如何，妳所做的事情都很有意義。」

庫瑪醫師和我道別後，我們掛了電話。從那一刻起，我對患者照護有了不同的想法。我開始重新省思我的工作，因為我了解到，有時候「什麼都不做」（從我在護校和前一份工作的觀點來看），其實也是做了些什麼。真正重要的是待在那裡，提供安慰和陪伴。這很有意義。這對我來說是全新體悟，因為即便從事安寧療護已經一年半，也了解這份工作的目的不是拯救患者，當時的我還是想提供患者些什麼，通常是想緩解他們的疼痛。不過，在這種狀況，已經沒有任何我所能做的事了，除了陪伴蘇女士以外。

回到蘇女士身邊後，我告訴她醫師唯一的擔憂是她是否感到不適。

「啊，這讓我感覺好太多了。我很擔心妳要叫救護員，硬把我帶走。」她說。她的語氣顯然如釋重負。我微笑，覺得自己做了正確的選擇。

「妳檢查完後，可以幫我做個三明治嗎？」她問。

「當然！」我愉快地回答，一邊在腦中重播庫瑪醫師說的話。不過，首先我得進行評估，其中包含再三詢問蘇女士是否真的沒有感到不適或疼痛。她仍然呼吸困難，但堅稱自己已經習慣了，並不想要任何治療。接著，我放下平板電腦，請蘇女士告訴我，她想要什麼樣的三明治。我走到廚房，決定做個史上最棒的瑞士起司火雞佐美乃滋和番茄的三明治。我在她的櫥櫃裡翻找麵包，然後高聲問：「妳還有其他麵包嗎？這一條過期了。」

「有發霉嗎？」蘇女士吼回來。

我用戴著手套的手拿了幾片出來，翻來翻去地檢查。「是沒有發霉，但我還是覺得應該買一條新的。」

「親愛的，用那條就好。把三明治拿來，我有些事要告訴妳。」她說。

我聽話地做好三明治，小心地擺在她精美的白色盤子上。蘇女士一邊小口地吃著三明治，一邊告訴我她如何在經濟大蕭條中長大，所以時至今日，她不曾浪費食物。她說，她有時得幫忙養家，沒辦法去上學。大蕭條過去後，二十幾歲的蘇女士想要當老師。

吃完三明治後，蘇女士大概是覺得故事時間差不多了。她把空盤子交給我，說我該離開了。我把盤子洗乾淨，高聲向她道別，但她沒有回答。

下次造訪是幫植物澆水的日子。當我抵達時，蘇女士沒有穿著慣常的居家服和拖鞋，而是穿了相襯的裙子和大衣，搭配緊身褲襪和低跟鞋。

「哇！看看妳！有什麼特別的事情嗎？」

「到了我這個年紀，已經不會有什麼特別的事情了。不過教會裡有個活動，我倒是滿期待的。等妳到了我這個年紀，就會知道讓上帝多認識妳的臉有多麼重要了。」

「妳一向都很虔誠嗎？」我問。
「是的，宗教信仰總是帶給我安慰，特別是在我丈夫過世的時候。親愛的，妳呢？妳問了一大堆關於我的問題。」
我把澆花水壺垂在身旁，停頓了片刻，思考她的問題，不太確定該如何回答。「我的家庭非常虔誠。我現在還在思考。我希望我知道答案。」
「我想，雖然很多人大概不想承認，不過大部分的人應該都和妳一樣。但我猜我很快就會知道了。」
「妳會害怕嗎？」我來不及制止自己，就脫口而出。
「不。」她簡短地回答。我替植物澆水，完成了檢查，滿腦子卻想著：如果知道自己即將不久於人世，感覺一定很奇怪。但我也很開心，蘇女士能在信仰中找到安慰。
我已經很久沒有跟她有一樣的感受了，但這段對話讓我想起，在我懷孕初期，感到困惑時，教會給予我多麼大的安慰。
我那時才剛念完大一，回家過暑假，卻一直覺得胃不舒服。我媽不想再聽到我嘔出膽汁的聲音，告訴我：「夠了！我們去醫院！」

抵達後，我坐在大廳填寫健康調查表格。看到詢問上次生理期的問題時，我開始驚慌。我的生理期一向不太準時，但我卻想不起來上次是什麼時候，甚至連上上個月也沒有。一陣噁心作嘔後，我沒有填那個欄位。

在診間裡，一名穿著亮粉紅工作服、一頭鬈髮的高䠷護理師走了進來，手裡拿著一個透明的杯子。

「親愛的，一件事一件事來。首先是驗孕。」

離開診間去廁所時，我不敢看母親的臉。

重新回到診間時，母親盯著我，問：「有可能嗎？」

「不可能，我沒有懷孕。」我說。

就在那一刻，護理師回到診間，大聲宣告：「妳懷孕了。」

我的眼中滿是淚水，母親開始輕拍我的背。

護理師一邊安撫我，一邊在記事板上寫字。「好了，孩子，別哭啊。」她說。「妳還有選擇。或許有些人會告訴妳，妳別無選擇，不要聽他們的。這是妳的身體，懂嗎？」

我點點頭，和母親一起離開辦公室，回到夏日豔陽中。開車回家的路上，母親只對我說了一句話：「我不會指責妳，也不會把我的信仰強加在妳身上。假如妳想把孩子留下，我會很愛他。假如妳不想，我會一輩子保守祕密。」

到家後，我逕自進了房間，躺在床上看著窗外。街道上有一排像我們家那樣的海濱小屋。這些家庭是我一直以來努力的目標，兩個人在大學時相愛，畢業後結婚生子，買下海邊完美的小屋。

我告訴自己，我還有機會。我可以選擇墮胎，不會有人知道。我開始搜尋鄰近的墮胎診所。我找到最近的一間，閱讀墮胎的過程，決定星期一就預約。我把診所的電話寫在一張紙上，擺在床頭櫃的抽屜裡，因為我不希望被母親看見。我知道我不能讓她和我一起就診，我覺得太羞愧了。

隔天早上，窗戶灑落的陽光將我喚醒。我走進浴室，準備沖澡。看著鏡子時，我想像肚子裡的小生命。這個想法太過陌生，感覺一點也不真實。走下樓後，我看見母親拿著車鑰匙，準備上教堂。通常，她週日早上和下午都會在教會度過。我當時不想一個人胡思亂想，我問她，我能否和她一起去。好幾年來，我在教會總是心不在焉，不再將信仰當一回事，所以我知道這次去教會也不會改變我的決定。我只是不想一個人待在家而已。我看得出來，這個要求讓母親有點驚訝，但她只是點點頭。她或許以為，如果我願意去教會，表示我傾向把孩子留下，但我不這麼打算。

我母親在我十七歲那年與父親離婚後，就一直來這間教會，我以前從沒去過。教堂由玻璃搭建，假如側耳傾聽，就可以聽見海浪拍打附近沙灘的聲音。我們在後方找到位子，跟著一起唱詩歌。我心不在焉，感到百無聊賴，開始懷疑，自己到底為什麼要來。

最終，年邁的湯姆牧師穿著絲質長袍，走到台前。他舉起雙手，一手拿著聖經，另一手則是筆記本。片刻之後，他把兩者都放在前方的講桌上。

在一片靜默中，他看著打開的兩本書，然後又把它們闔上，終於開口：

「我本來已經規劃好今天的布道。我花了一整天寫稿，但上帝告訴我，這裡有一個人等著聽我說話。」

我翻了個白眼：用這種方法吸引聽眾的注意力，還真廉價。

「上帝的計畫有時使人困惑。」他說。「很多時候，我們忍不住想問，上帝啊，為什麼是我？為什麼我不能擁有和別人一樣的生活？他們的日子看起來都比我輕鬆許多。」

好吧，這部分的確適用在我身上。不過，我想，這也適用在這間教堂裡一半以上的人。

「來這裡的路上，有一對帶著兩個孩子的夫妻攔住我。」他繼續說。「他們請我為他們拍照。拍照的過程中，我聽見上帝對我說，這裡有人渴望這對夫妻的生活。他們想要漆成白色的籬笆，想要從大學畢業，結婚，生兩個孩子，永遠過著幸福快樂的生活。但這不是上帝的安排。」

牧師一邊說話，我一邊偷看母親的臉，但她只是盯著湯姆牧師。我開始剝著指甲油脫落的部分。

「為了實現上帝對你的安排，你必須放棄你的理想人生。你必須放棄你的姐妹會、你的大學生活，以及你目前所走的路。」

這次，我直接轉頭看著母親，看見她目瞪口呆。我也同樣震驚，因為這跟我的狀況實在太相符了。不過我四下環顧，看到許多年紀和我相仿的女孩。

「你必須留下這個孩子。」他繼續說。好吧，這到底怎麼回事？我很好奇。這簡直正中紅心。我打量著母親，猜測這是不是她一手策畫。但直到今日，她都發誓自己不曾和教會裡任何人提過我的事，也完全沒想到我那天早上會和她一起上教堂。

「一開始的日子一定不會太輕鬆，但這就是上帝為你規劃的人生，一切都會值得的。」湯姆牧師結束了講道。

我和母親走出教堂時，感到更加混亂困惑。回家路上，我們都沒說話。週一前，我醒著的每分每秒，都為自己的抉擇而痛苦萬分。

星期一早上，我拿著墮胎診所的電話號碼，卻遲遲沒辦法撥打電話。如果湯姆牧師說的是對的呢？如果這就是我的道路？我知道，如果留下孩子，生活一定會變得很艱辛，也一定會和我想像的人生不同。

一天又一天過去，然後是一週又一週，我始終沒有撥電話給診所。母親和我沒有再討論這件事，直到某天，她說我必須預約看診。我的肚子開始變得明顯，做決定的最後期限迫在眉睫。

撥電話到婦產科預約產檢的那一刻，我的命運似乎已註定。那一刻，我覺得一切都會很順利。我在最意想不到的地方，找到了安慰。

隨著時間過去，我確實發現，整體來說，人生的大部分問題都會順利解決。我和蘇女士的相處似乎也是這樣。照護她幾個月後，我才發現，在那些我無法抽出時間的日子裡，蘇女士都直接拒絕其他人的照顧。除了我之外，她不考慮由別人照顧。如果我不能到她家，她寧可繼續忍受痛苦。我當然不希望蘇女士痛苦，但能夠贏得她的信任，確實大大提振我的自信心。畢竟，她一開始對於我和整個醫護領域都抱持懷疑。這讓我明白，她感受到我真心看見她，並且對她投入情感。我覺得這彷彿證實了，我確實走在正確的道路上，也再次印證庫瑪醫師對我說的：有時候，光是陪伴和安撫，就已足夠。不只足夠，而且意義重大。

我持續照護蘇女士的同時，她也告訴我更多她的人生故事。我最喜歡她環遊世界的部分。她和她最好的朋友當了許多年的老師，存到足夠的錢後，立刻把工作辭掉，一起環遊世界兩年。我問蘇女士，對於把小孩留在家裡有什麼想法。她告訴我：「他們會收到明信片，而我可以親眼看見艾菲爾鐵塔。」

以如此高齡，身體又有些狀況的人來說，蘇女士顯得俐落又頑強。我漸漸了解到，我一開始誤以為是冰冷的特質，實際上卻是獨特的幽默感，以及因為覺得被拋下而產生的防衛反應。

蘇女士讓我理解到，老化如何讓人越來越寂寞。她並不畏懼死亡，這很大一部分是因為信仰；但這樣的態度還有個原因，借用她本人的話：「我所有的朋友都死了。」

「妳確定嗎？」某一天我終於問她。

事實上，蘇女士不是很篤定。我繼續追問，發現她不曾用過電腦。於是，在我拜訪的期間，我們一起上網查詢，確認她的朋友們是不是真的都死了。在電腦找不到答案的情況下，蘇女士請我搜尋朋友的孩子，打電話詢問對方，她的朋友是不是死了（是的，蘇女士的問句就是這麼「委婉」）。

我們發現，蘇女士有一個朋友還沒有死；而且不是別人，正是那位和她一起環遊世界的老師。她們開始通信，這還滿好笑的。她們就像是青少年抱怨父母親，只不過現在抱怨的是她們的兒女。蘇女士寫道，她的家人要她搬到佛羅里達，而對方則抱怨，她的孩子竟把她關在養老院。

這樣的通信和連結對蘇女士來說意義重大，能夠讓她的生活更寬廣，也是一樁美事。雖然我在護校沒有受過這樣的訓練，但我知道為她的植物澆水、為她做三明治、幫她使用網路、替她寄信等等雜務，都和其他工作同等重要。

某天早上八點整，我接到晚班護理師慌亂的電話。她說，蘇女士晚上沒辦法呼吸。晚班護理師到她家想要幫忙，但不意外地，蘇女士拒絕她的幫助，也不想叫救護車。護理師告訴我，蘇女士要找我，想知道我可以多快到她家。

我在二十五分鐘內趕到，很幸運在高速公路上狂飆時沒有收到超速罰單。我發現蘇女士穿著睡衣躺在床上。這讓我不安，因為她通常會在早上六點梳妝打扮，塗好口紅。一定有什麼不對勁。她在吸氧氣，卻還是呼吸困難。我感到驚慌。至此，我和蘇女士已經相處了幾個月。我還沒準備好失去她，卻也不願意看見她受苦。情緒難以自拔了幾秒鐘後，我受的訓練發揮作用，讓我進入護理師模式。我給予她藥物，並稍微提高給氧的濃度，直到她終於能正常呼吸。我們都鬆了一口氣，因為今天還不是道別的日子。

我坐在蘇女士床邊，鬆了一大口氣。

「我真的很害怕。我從未懷疑過我的信仰，但當我以為自己要死了，卻開始出現疑問。」她看著我說。

我握住她的手，對她重述了幾個月前她對我說的話。「我想，有很多人都這麼想，卻不願意承認。」

很快地，蘇女士的兒子趕到了。我向他示範如何給藥，以緩解她的痛苦。我得前往下一個患者家，但我告訴蘇女士，她隨時都可以打電話給我。我無法忍受她在痛苦中死去，也下定決心要在最後一刻陪著她，這是我沒能為卡爾先生做的。我讓公司的每個人都知道，假如時候真的到了，應該聯絡我而不是晚班護理師。

接著，我撥電話給長期合作的牧師史蒂夫。他已經是我祖父母的年紀，擔任牧師超過四十年。他很可靠，據我所知不曾錯過任何一個工作日，休假時則喜歡去釣魚。雖然他很少提到自己的私生活，但我們偶爾會看到他用過時的掀蓋式手機所拍的模糊照片，照片裡的他拿著剛剛釣起的魚。我向來認不出照片裡戴著太陽眼鏡、穿著短褲和夾腳拖鞋的他，因為他工作時總是穿著訂製的整齊西裝。我從前一份老人之家的工作就與他共事，史蒂夫真心關懷每個遇到的人。在這幾年間，我和克里斯都和他培養出不錯的交情。史蒂夫本人當然很虔誠，但他在最需要的時刻，給予患者的是正向的力量，無論對方是否有相同的信仰。史蒂夫在前幾個月的每週訪視中，也認識了蘇女士。他告訴我，雖然他們一起讀經和禱告，他卻無法打破她冷硬的外殼，真正認識她的內在。

「我想，蘇女士很快就會離開。」我通知他。

「我會著手安排，讓我們為她進行臨終禱告。」他向我保證。

隔天早上，我和史蒂夫站在蘇女士的床邊。她仍然感到呼吸困難，但是已經比昨天好一些。這都多虧我們提高嗎啡的劑量。

「他隨時會到。」史蒂夫說。

彷彿收到暗示般，一位穿著長袍的年邁男士走進蘇女士的房間。雖然從多年前和母親在教堂裡那一天之後，我就再也沒見過他，但我立刻認出他來。

「湯姆牧師，老友，看到您真好。」史蒂夫和他打招呼。「這位是我們的護理師哈德莉，而這位是蘇。」

「很高興認識妳，蘇。」湯姆牧師一邊說，一邊在她的床邊蹲下。看著他們的互動，我不禁全身顫抖。湯姆牧師不知道我是誰，卻對我的人生有著巨大的影響。我們低頭禱告，我聽著他的聲音。這是許多年來，我在腦中反覆聽見的聲音。

我已經不再是當年的十九歲女孩。我生下兒子，從護校畢業，買了房子，並且以全職的護理工作養活我們母子倆。我有個論及婚嫁的男友。我想告訴湯姆牧師我的故事，告訴他，他如何改變我的一生。但現在不是時候。現在的主角是蘇女士，而我努力集中精神，聽他和她一起禱告時說的每一句話。

儀式尾聲，湯姆牧師要我們握手，並且複誦〈我們的父〉。我對這段經文很熟悉，而一起禱告時，我覺得我的心也跟著滿溢。觸動我的不是宗教的體驗，而是我對於房間裡這些人最真摯的愛。

兩個晚上後，我接到電話：蘇女士沒辦法呼吸了。驅車前往的路上，我不禁想著：假如我害怕患者的死亡，又怎能成為優秀的安寧療護護理師呢？不過，這樣的想法在我走進她家時就平息了，我感受到前所未有的平靜。蘇女士躺在床上，艱難地呼吸，但卻……帶著微笑？一定是因為嗎啡吧，我心想。

「妳覺得如何？」我一邊調整她的氧氣管，一邊問。

「很興奮。我終於可以和丈夫團聚了。他就站在妳旁邊。」她說。

我知道我身邊沒有人，但那時的我已經對這個現象很熟悉，不再質疑蘇女士到底看到什麼。只不過，我還是覺得一股電流竄過全身。這不是因為她看見她的丈夫，而是因為這代表著她離開的時候真的已經到了。我感受到，她即將進入長眠，所以急忙問她：「妳害怕嗎？」

「不。他來接我了。我終於又能和他在一起了。」她帶著一抹微笑，閉上眼睛。

我試著回以微笑。我為蘇女士感到開心，但卻也因為即將失去她而悲傷。雖然我們相處了九個月，已經比最初的預期壽命多了幾個月，我卻還沒有準備好。我用針筒抽取她的藥物，瞇著眼睛確認劑量正確。當我蹲下來要施打時，蘇女士睜開眼睛看著我。

「他說我們今晚就走。」她喘著氣說。

我掉下眼淚，輕聲說：「好的。」我知道如果再說更多，我就會徹底崩潰。

蘇女士還是笑著。她閉上眼睛，說：「嘿，我知道未來的某一天，會有一長排的人在天堂的門口等妳。但他們最好別擋在我前面，因為我要當第一個擁抱妳的人，好嗎？」幾個月來，我如此努力地安慰蘇女士，讓她知道我看見真正的她。而此時此刻，卻是她在安慰我。

我控制不了自己，開始啜泣。我想要擦掉臉上的鼻涕和眼淚，不希望自己的感受為蘇帶來負擔。幾分鐘後，我冷靜下來。離開以前，我最後一次為她檢查，確保她沒有痛楚。她沉睡著，看起來就像天使，平靜又安詳。

當我躺在床上，我害怕電話會隨時響起。

隔天早上，我在七點的鬧鐘聲中醒來，感到相當詫異。我檢查手機，生怕自己錯過來電，但什麼也沒有。我替自己倒了咖啡，準備面對一天的工作，也不時檢查自己的鈴聲是否開到最大，以免錯過來電。八點整，我撥了蘇女士的電話。

「佛瑞德，我是哈德莉。她還好嗎？」我問。

他停頓片刻，才平靜地告訴我。「她今天凌晨三點左右離開了，過程非常平靜。妳的同事來處理了一切。」

「我很抱歉。我以為已經告訴大家，我隨時待命，希望能在最後一刻陪在她身邊。我想這其中一定有誤會。我真的很抱歉。」我緊張地解釋。

「我媽說，她死的時候不要打給妳。因為老爸告訴她，妳應付不來。」

我感受著他說的話，臉上涕淚縱橫。他說得沒錯。

雖然我一直知道，蘇女士的時間很有限，就像我所有的病人那樣，但她已經成為我生活和例行公事的一部分。很難想像每週一、三和五的下午三點，不用再到蘇女士家，為她澆花、做三明治，或是處理其他雜務，一邊聽她分享她的故事。

幾天之後，史蒂夫拿著一張紙到我的辦公室。「我想，妳會想看看。」他說著把紙張交給我。

那是蘇女士的訃聞。令我驚訝的是，上面有我的名字，並且感謝我照顧她。一邊讀著，我一邊不可置信地哭泣。在投入安寧療護六年來，只有三份訃聞提到我的名字，而蘇女士的是第一篇。能在蘇女士漫長人生的簡歷中被記上一筆，我倍感榮幸。我似乎也和她一起被永遠記住。

我也會永遠記得她的。

Chapter 04

我們都是某人的摯愛

——珊德拉

當崔維斯打電話來時，我正坐在車上，停在我當天第二位病人家門口。

「嗨，哈德莉！妳今天如何啊？」

「忙翻了。」我說。我的進度已經延遲，大概也沒時間吃午餐了。

「是喔，我需要妳到現在位置的附近幫一位病人辦理收治手續。」

「我今天還要探訪四個病人。不能由其他人做嗎？」我提高聲調抗議。

「不能。」他簡短地說完就掛掉電話。

當我查詢當天那四位病人的電話時，不禁感到壓力逐漸升高。我向來自詡為負責又可靠的人，所以被迫更改時間總讓我惱怒。我致電第一位患者的兒子，表明要將探訪時間延後。他用濃厚的南方口音回答：「哈德莉，只要我們能看到妳的笑容，要改到什麼時間都可以。」我瞬間放鬆下來。

我花了幾秒鐘深呼吸，集中精神後才打開平板電腦，開始閱讀新患者珊德拉女士的病歷。她五十五歲，罹患乳癌，顯然需要立即接受安寧療護。我內心充滿罪惡感——當某人的妻子、母親和摯友即將離世，我怎麼可以因為自己的些微不便而感到厭煩呢？我快速檢視她的醫療史。她在三個月前確診，嘗試過化療和放射線治療，但癌細胞已經擴散到骨頭、肺部和肝臟。癌細胞在她的體內擴散，讓腫瘤科醫師建議進行安寧療護。有一條「非正式」註記寫到，珊德拉正經歷難以忍受的痛苦，很可能活不過下個星期。我在衛星導航輸入她的地址，前往她家。

幾分鐘後，我停在一棟海濱別墅寬敞的車道上。車道中央有個噴水池，車庫外停著一台特斯拉（我很好奇，如果特斯拉都停在外頭，他們車庫裡頭停的又是什麼車）。毫不意外，這棟房子雄偉氣派，就是人們夢想中的豪宅，只能用完美二字來形容。

我覺得自己的信心開始流逝。通常，住在這種豪宅裡的人，都不太喜歡聽二十幾歲護理師給的建議。我已經習慣聽到「好吧，我們先問問醫師朋友再做決定」之類的回覆。我很擔心這個患者也會如此。

我露出最燦爛的客服式笑容，做好心理準備，然後敲了敲門。珊德拉的丈夫喬治來應門。他年約五十多歲，看起來滿臉倦容。他什麼也沒說，只是招呼我進屋，然後轉身走回屋裡。頭頂上有個和門外特斯拉差不多大的水晶吊燈，讓我忍不住分神。我花了幾秒鐘才意識到喬治在對我說話。他說，他為他的心神不寧道歉。

我連忙說：「真的沒關係。」我四下張望，查看是否有其他家人或家務幫傭，總覺得會看到有人在清理廚房的桌子或拖地板。不過，房裡沒有別人。

客廳有一扇大大的落地窗，展現大海絕景。我覺得自己彷彿只要伸出手，就可以碰到海水。珊德拉女士坐在沙發上，盯著窗外發呆。她看起來如同我預料的那樣脆弱，但還算平靜。我有點害羞地自我介紹，說明自己是安寧療護服務派來的護理師。她轉向我，我看見她眼中的淚水。

「妳能來真是太好了，」她說。「我真的好痛。」

我開始感到憂慮。在家中取得藥物不如在醫院那麼簡單，不是打一通電話給藥局就能解決的。我不希望珊德拉女士承受不必要的痛苦。

我詢問她目前服用哪些止痛藥物，她說丈夫才剛讓她服用諾科（Norco），這是結合乙醯胺酚成分止痛藥和氫可酮（鴉片類藥物）的止痛藥。雖然這種藥的止痛效果不差，對於癌症所造成的疼痛卻往往不夠，特別是當癌細胞已經轉移到骨頭的情況。當她說，她只服用最低劑量的諾科，而且按照處方六小時才服用一次，我瞪大雙眼。

我警覺地詢問，是否能致電我們的醫師。她點點頭。

聯絡上庫瑪醫師後，我解釋了患者的狀況。

「天啊！」他說。「我兩分鐘內就把嗎啡的處方傳真到藥局。」

我向他道謝，鬆了一口氣。接著，我轉向喬治，詢問是否有人能在我們處理收治程序的同時，先到藥局取藥。

「家裡只有我而已。」他回答。「我不覺得其他人該照顧我太太。這是我的工作。」這倒是第一次聽到。大部分的有錢人都有一大堆領錢辦事的幫手。

我打電話給最近的藥局，聽見預錄的聲音說明營業時間和地址，接著是流感疫苗的廣告。我徒勞地按下零，想要轉接真人服務。看著珊德拉默默流下淚水，我覺得這一分鐘就像一年那樣漫長。

最後，藥局的技師終於接起電話。我急切地說：「我需要找藥劑師，拜託了。我的醫師會把處方傳真過去，請你立刻為我們安寧療護的患者準備藥物。」我聽見喀嚓一聲，不禁震驚地張大嘴，以為對方就這樣掛我電話。還好，我很快就聽到藥劑師的聲音。感謝老天。我說明了情況，他說給他十五分鐘的準備時間。我向他道謝後掛了電話。藥劑師其實不需要特別幫忙安寧療護護理師，所以當他們這麼做時，我們總是很感激。

喬治前往藥局後，我打電話給庫瑪醫師，問他在等待喬治回來時，能否先讓珊德拉服用什麼藥物來緩解疼痛。他指示我多給她一顆諾科。等待藥效發作時，我輕拍珊德拉的背部，用平靜的聲音安撫她，但她卻仍然痛苦地呻吟。我拿起咖啡機上的遙控器，按下播放，立刻傳來爵士歌手諾拉．瓊絲（Norah Jones）撫慰人心的歌聲。我們靜靜地看著窗外拍打沙灘的海浪，我持續輕拍她的背。這似乎有點幫助，但不多。當她的丈夫拿著藥局的袋子回來時，我詢問她是否仍感到疼痛。她淚眼矇矓地點頭，於是我給了她最低劑量的嗎啡，先確認藥物是否帶來不良反應。

我到訪一小時後，珊德拉女士終於放鬆下來。疼痛已經解除，她沉沉睡去。我可以看見丈夫身上的重擔終於減輕。他低聲告訴我：「謝謝妳。她好幾個月都沒辦法放鬆，讓我痛苦得要死。」他很快地別過頭去，但我注意到他為了自己不恰當的用詞而皺眉。我理解地點點頭。

「一個半小時後可以再給她一顆藥。我們把用藥時間和其他事項都寫下來，你就不用記得這麼辛苦了。」

「謝謝。這樣很好。我真的又累又不知所措。」

我從護理包拿出筆記本和筆。「她三十分鐘前服用嗎啡。現在兩點整，醫師說如果有需要，可以兩小時服用一次。」喬治點點頭。「那麼，我可以向你解釋，如果她無法說話了，該如何判斷疼痛的程度嗎？」

「為什麼她會無法說話？」他問。

我停頓片刻。他已經承受了太多，或許不要今天就把他擊垮比較好。接著，我想起腫瘤科醫師的註記：活不過下個星期。「有時候，當生命走到盡頭，患者會失去溝通的能力。」我盡可能地委婉。「通常，他們看起來就像是整天都在睡覺。」

喬治的眼睛圓睜，看著熟睡的妻子。

「現在還不到那個程度。」我趕緊安撫他。喬治稍微放鬆了一些，但我看得出他還是很焦慮。「今天發生了很多事，我明天再來好嗎？」我提議道。

「那真是太好了，謝謝妳，哈德莉。」

我回到車上，檢查手機訊息。克里斯希望我回他電話，我的心跳加速，因為他從未在我工作時傳過這樣的訊息。

電話響了兩聲，他就接了起來。「嗨，是我媽。我們在急診室。」我感到一陣慌亂。克里斯和我相識之前，他的母親芭貝特就罹患多形性膠質母細胞瘤。這是一種惡性腦瘤。她當時才五十三歲，醫師最初判斷只剩下幾個月的壽命。然而，兩年後她還在我們身邊。我們都知道她的時間很珍貴，而她回診腦部掃描時，不是讓我們歡天喜地，就是讓我們痛苦哀傷。近期，她的狀況似乎穩定不少，至少核磁共振都顯示腫瘤沒有增大。

有時候，我們很容易忘記芭貝特其實是病人。她以前也是護理師，個性剛烈，從不展現自己的脆弱。事實上，她健康的外表總是讓我驚奇。畢竟，我照顧過的腦癌患者幾乎都難以掩飾病容。但無論外表如何，芭貝特即將到來的死亡，總是如烏雲般籠罩在我們心頭。我們不太確定大雨何時會落下，但卻很清楚，假如不尋找遮蔽處，很快就會全身溼透。只不過，我們沒有隱蔽處，也不可能逃避。因此，我們只能站在原地等待大雨落下，等待這樣的電話響起。

我們剛開始交往不久，我就和克里斯的父母見面。那次經驗讓我感到畏懼。我們在打沙灘排球時認識一對夫妻，應他們的邀請到紐奧良過週末。我們才剛開始交往，但還是決定試試看。聽起來很有趣，我母親又能幫我照顧布羅迪。克里斯告訴他的父母我們要一起旅行時，他們堅持要先見我一面。

除了第一次見男友父母的緊張不安外，我也很擔心他們不能接受我單親媽媽的身分。我想，像我這樣的人肯定不是單身男醫師母親心中的理想媳婦。此外，芭貝特本身也是護理師這件事，更讓我感到焦慮。她最早在喬治亞州的某間學校擔任校護，而後地位逐漸提升，甚至成為喬治亞校護協會的會長，負責管理整個喬治亞州的校護。確診癌症後，她不得不辭去工作，我知道這讓她大受打擊。

與他的家人共進晚餐那天，克里斯把車停在海濱餐廳的停車場，我緊張地拉平我的洋裝下襬。克里斯察覺我的不安，安慰我：「他們會喜歡妳的。」

我們走近預定的座位時，我看到一位穿著高級襯衫、灰髮梳理整齊的男子，以及他身旁的嬌小金髮女子。他們對面的兩張椅子是空的。克里斯的父親湯姆先看到我們，轉頭告訴芭貝特我們到了。他們起身迎接時，克里斯向他們介紹我。

「嗨。」我微笑著，希望他們不要看出我的尷尬。即便看出來了，他們也沒有點破。湯姆和芭貝特輪流擁抱克里斯和我，讓我幾乎馬上就放鬆不少。

我們坐下，芭貝特轉向我說：「聽說妳是護理師？」

「我是。」我回答，一邊點頭一邊喝了一口水。

「談談妳的學經歷吧。」

我看著克里斯。芭貝特的直截了當讓我有點詫異，但克里斯忙著和他父親聊天。我說：「是的，我大約在一年前成為執業護理師。」

「妳打算一直當護理師嗎？我聽說妳有個年幼的孩子？」

「是的，我是這麼想的。」我說。

「孩子年幼時，我待在家裡陪他們。」芭貝特和我分享。「這很重要。妳的職涯又不會跑掉。」這句話想必吸引了克里斯的注意，因為他立刻打斷芭貝特，並且讓我們加入他和湯姆關於紐奧良的話題。

離開餐廳時，芭貝特特別向克里斯強調，她非常愛克里斯，也深深以克里斯為傲。我覺得克里斯有很棒的父母，但我不確定芭貝特是否能接受我已經有小孩的事實。此外，他們家人間的關係緊密，很難想像我和布羅迪該如何融入。我很確定，克里斯一定會說我的憂慮都是無稽之談。但身為單親媽媽，我被迫對其他人的批評高度敏感，後來也證實，我的擔憂都很有道理。

雖然我們交往的時間不長，但克里斯……很不一樣，我知道我想和他結婚。但像這樣的時刻，我卻忍不住好奇，我所夢想的白色籬笆小屋，對我和布羅迪來說是否仍遙不可及。

第一次見面後的一年，布羅迪和我與克里斯越來越熟悉，我們和芭貝特與湯姆的距離也越來越近。開車前往醫院的路上，我意識到自己還沒有準備好面對她的離開。

踏進急診室大廳的那一瞬間，頭頂上的燈光讓我眼前一白。我就是在這間醫院受訓成為護理師，也在這間急診室裡當了一年的有薪實習生。我在急診室走廊尋找克里斯一家時，看見護理站有一群人聚在一起說話。幾乎每一位我都認識。

我忍不住偷聽一位背對我的護理師說：「他們希望我們做什麼？她罹患癌症，我們又治不好。這是在浪費我的時間。」我接近他們時，那位護理師剛好轉身。我停下腳步：那是曾經訓練我的泰瑞莎。我曾經仰慕她，更以她為榜樣。毫無疑問，她說的人是芭貝特。

泰瑞莎和我眼神相交，但兩人都沒說什麼。我不能假裝自己以前不知道她是什麼樣的人。我當然知道，畢竟我看過她和許多患者互動。不過，那一瞬間，我深刻理解到以前的我錯得多離譜。每一位患者都是某人的芭貝特，是某人的摯愛。這個體悟讓我難受，我看著那些在護理站的護理師，有些人雖然沒有參與，但也沒有表示異議。我不禁回想起，自己以前也是這樣，就算不贊同她對待患者和家人的態度，仍保持沉默和服從。

我聽見克里斯的聲音，轉頭看見他站在四號病房的門口。走向他之前，我又看了泰瑞莎一眼。在整段交流中，我們都一語不發。

病房裡，芭貝特躺在床上，對我露出笑容。但我看得出來，她非常虛弱。湯姆坐在她床邊的椅子上，提供嚴肅但穩定的支持力量。他握著芭貝特的手，密切關注螢幕上顯示的血壓等數值。

「妳覺得是什麼問題？」我問芭貝特。

「我想，或許是流感或是其他感染。」她回答。「我想去看平常的醫師，但他要我來這裡。我不想待在急診室，但他說我在化療前，得先把病治好。」

我點點頭，讓到一邊。泰瑞莎大步靠近，開始按許多螢幕上的按鍵，叫出芭貝特最新的檢查數據。

「看起來很好。」泰瑞莎說著，開始將透明液體注入芭貝特的點滴。

芭貝特微微將手抽回。「等一下，妳要幫我注射什麼？」她問。

「我也可以不幫妳注射。」泰瑞莎說著，轉動輸液閘。

「我不是要拒絕，只是想知道是什麼。」芭貝特解釋。

「妳的醫生開的藥。妳想找他討論嗎？」

接受泰瑞莎訓練時，我很欣賞她所謂的「少廢話」風格。如今，我意識到那只是粗魯無禮而已。芭貝特看起來似乎想和泰瑞莎爭辯到底，但和平主義者湯姆選擇介入。

「我們只是想知道藥物的名字，再麻煩妳了，謝謝。」他對泰瑞莎說。

隔天早上，我打電話給公司的總機，確認前一晚是否有患者找我。「貝蒂女士跌倒了。我過去檢查。她的右手臂皮膚撕裂傷。今天請再檢查一次，明天要更換繃帶。羅伯特先生一個小時前打電話來，問說妳在哪裡。我提醒他現在才早上七點，妳九點左右會打給他。就這樣了。」我很意外珊德拉沒有來電。

掛上電話後，我又打給珊德拉女士的丈夫。

「嗨，哈德莉。」喬治接起電話，聲音聽起來和昨天截然不同。

「你們昨晚如何？」我問。

「很棒！我們都睡了一些。我叫醒珊德拉兩次，給她服藥，她其他時候都睡得很好。我們正在外頭吃早餐。她想喝咖啡——她已經好幾個月都不喝咖啡了！」他聽起來欣喜若狂。我不禁露出笑容，止痛藥的效果有時像個奇蹟。

「我今天早上能去看看你們嗎？」我問。

「我們等不及想見妳了！」

一個小時後，我在雄偉大門前看到一個和昨天截然不同的男子。喬治看起來不再精疲力竭，而是穿著西裝，手裡拿著咖啡。

珊德拉女士坐在沙發上，面露微笑，我也立刻回以笑容。我進行了例行的生命徵象檢查，評估她的各項身體機能。喬治在一旁打了一通公務電話。

「今天上班嗎？」我問喬治。

「工作都做不完！」他感嘆。我轉向珊德拉女士，問：「妳也工作嗎？」

「喔，親愛的。」她回答。「我是全職家庭主婦，魚與熊掌都能兼得的那種。我被愛又有錢。」痛苦解除後，她散發著溫暖和幽默感。我和她一起笑著，一邊把表格填寫完畢，承諾她幾天後會再來看望。

幾個星期過去，珊德拉已經活超過醫師最初判斷的一星期大限，卻什麼也沒發生。我再次體認到疼痛管理的重要性。是的，珊德拉的確仍然是癌症末期，但她還活著，也很快樂。我們的例行訪視充滿笑聲，我也越來越了解這位了不起的人。事實上，「全職家庭主婦」只是她的自謙之詞，她經營許多地方性非營利組織，幫助無數寄養家庭的小孩。

幾個月過去，珊德拉女士的狀況緩慢惡化，不過她的疼痛狀況仍在控制內。最終，她失去行走能力，但喬治一直陪伴在她身邊，甚至學會在我的指導下，安全地將她抱上輪椅。當喬治悉心照護她時，珊德拉女士臉上永遠帶著笑容。他遵守最初的諾言，不讓其他人照顧她。他們的親戚不時來訪，每個都溫柔和善，並且感激安寧療護讓珊德拉重拾過往的生活品質，儘管只是暫時的。

雖然珊德拉和喬治擁有權力和地位，但他們很信任我，允許我為他們做出有助益的決定。和他們相處時，我感到深受信任，身為護理師的自信心也逐漸提升。他們也不斷提醒我，無論個人的處境如何，死亡都是生命的一部分。無論多麼努力地搭起白色籬笆，都不可能阻止自然的運行。當最後時刻到來，我們想要的都一樣：照護、安慰和連結。

收治珊德拉女士三個多月後的某天，我坐在辦公室裡吃午餐，電話突然響起。我有些驚訝地看到珊德拉女士住家的號碼。她和喬治不曾來電，而我幾個小時前才在她家完成例行訪視。

我接起電話，是喬治的聲音。「哈德莉，狀況有些不對勁。」

我覺得喉嚨哽住了，連忙放下三明治，拿起車鑰匙。我一邊開車，一邊無數次告訴自己，不應該在病人身上投入這麼多感情。許多安寧療護護理師就是這樣產生工作倦怠，最終選擇辭職。有位觀光客突然衝到我的車前，我連忙踩剎車。他一邊比中指，一邊對我大吼大叫。能在這個時間到海邊散步，感覺一定很好，我心想。

我駛上熟悉的車道。踏出車門，我用手遮擋刺眼的陽光，花了幾秒鐘靜心感受鳥鳴和輕柔的微風。我總是很驚奇，儘管悲劇不斷發生，生命依然如常。

在我敲門前，喬治已經開門，招呼我進去。珊德拉女士躺在病床上，面對窗戶，看著絕美海景。我也注意到，有什麼變了。屋內的寂靜讓人喘不過氣。當天稍早，珊德拉女士雖然虛弱，卻還能說話。現在，她卻很安靜。我伸手握住她的手，感到一陣冰冷。我擔心她是否已經離開，但卻聽見她粗啞的呼吸聲。我意識到，她即將離去。我盡可能委婉地告訴喬治，然後讓珊德拉服用藥物，確保她不會不舒服。我和喬治面對面坐下。

「還有多少時間？」他問。

「現在看起來，我會說大約七十二小時，或是更少。」

喬治沉重地嘆了口氣，揉了揉眼睛，說：「好的。我們的獨生女正從芝加哥趕回來。她應該再一個小時就到了。」

「我會留下來，監測珊德拉女士的狀況，這樣可以嗎？」

「當然可以。有什麼建議嗎？現在該做什麼？」

「我們可以播放一些她喜歡的音樂。」我建議。

喬治點點頭，離開房間。幾分鐘之後，他帶著一套小型音響和精油擴香器回來，說：「她喜歡這些東西。」

「太好了。」我對他露出鼓勵的笑容。

我們打開擴香器，並播放諾拉．瓊斯的歌曲。精油的氣味讓我們想到大海。喬治和我坐著，他開始告訴我珊德拉女士身為母親的故事。他說，珊德拉把一生都奉獻給他們的女兒，母女關係很緊密，女兒成年後，還是每天都會聊天。我不禁心疼他們的女兒，她即將面對人生最沉痛的打擊。

喬治的女兒打電話通知，她準備開出租車離開機場時，我注意到他沒有說，她母親的死亡已經迫在眉睫。他似乎讀懂我的心，對我解釋：「我不想在電話上告訴她，以免發生車禍。」我理解地點頭。喬治握著妻子的手，繼續分享他們的故事。他的眼中盡是淚水，但快樂的回憶也讓他浮現笑容。

話說到一半，房內的空氣突然變得更沉重。喬治閉上嘴，我們同時看向珊德拉。沉默片刻後，他問：「我該怎麼做？」

以往在進行重大決策時，我總是有所猶豫，但此刻的我卻篤定地告訴他：

「繼續握著她的手，跟她說話。」我握起珊德拉的另一隻手，暗自祈禱她的女兒能及時回來。

喬治對珊德拉傾訴衷情時，我聽見前門打開，不禁鬆了一大口氣。

「嘿，爸！媽！」門廊傳來聲音。「我把行李放到客房裡，馬上就來。」

我還握著珊德拉女士的手，卻聽見自己開口大喊：「現在就過來！」這樣的強硬讓我自己也嚇了一跳。

片刻之後，我離開珊德拉女士的床邊，讓她的女兒握著母親的手。眼前的景象讓她很震驚，她放聲大哭，一面輕吻母親的額頭，訴說對母親的愛。

與此同時，我看著珊德拉女士，這位被深愛的母親和妻子，嚥下了人生的最後一口氣。

直到今日，我仍然認為珊德拉女士的女兒能在她嚥下最後一口氣前，趕到她床邊，真的是奇蹟。我想到珊德拉女士，直到最後一刻，她依然是一位偉大的母親，為了最後一次握住孩子的手，一直堅持著。我認為，她女兒回家的時間和她離開的時間如此接近，絕非巧合。

在安寧療護的職涯中，我見證最美麗的事物，莫過於人們選擇何時離開。很多人連自己晚上何時入睡都無法選擇，但我們卻似乎能某種程度地控制自己何時死亡。有些病人想要獨自面對死亡，因此趁著摯愛如廁的那短短幾秒悄悄離開。有些人則像珊德拉，一直撐到摯愛趕到的那一刻。

我已經見證過太多次，所以不再感到詫異，卻依然心生感動與欣慰。

Chapter 05

我以為我還有很多時間

——伊莉莎白

某個陰鬱的冬日，收音機播放著聖誕音樂，我開車到伊莉莎白的家。她住在距離海邊幾英里的一條無尾巷。那是附近中產階級的社區，不過在任何其他地方，其高級程度都足以稱為上流階層。

伊莉莎白的姊姊茱莉亞來應門，自我介紹後招呼我進屋。她看起來四十多歲。她身後的屋子一片死寂，只傳來洗碗機微弱的嗡嗡聲。

「妳是護理師的助理嗎？」我一踏進屋裡，她就問我。

「我就是護理師。」我努力讓自己的語氣聽起來冷靜又有自信。雖然我二十五歲，已經擔任護理師一年半，但許多病人都說，我看起來還不滿十八歲。我和其他把安寧療護當成事業第二春的護理師同僚看起來如此不同，這讓我對自己的年齡感到心虛。

茱莉亞苦笑著說：「我應該要說很高興見到妳的，但是感覺妳更像是帶來死亡的天使。」

我理解地點點頭，問：「妳和她一起住嗎？」

「不是。我還有丈夫和兩個小孩要照顧。但我就住在街尾，所以可以常常來這裡。我是家庭主婦。伊莉莎白不和家裡其他人說話。」茱莉亞沉默片刻，又繼續說：「不過，沒有人料到是這樣。我們都以為下一個走的會是老爸，畢竟他的心臟不好。我不知道怎麼會這樣……」她說不下去，低頭盯著地板。

我點點頭，說：「我答應妳，我會好好照顧她。」

她重重嘆了口氣，回答：「我想，這就是人生吧。」茱莉亞擤了一下鼻子，指著走廊盡頭左側的房間，說：「她就在那裡，妳去吧。」

我點點頭，走向茱莉亞指的地方。我對伊莉莎白的認識，就只有病歷表上的訊息：四十歲，肺癌。手術和化療都無效。不抽菸。沒有肺癌家族史。病因不明。我沒辦法想像得到如此嚴重的診斷，卻找不出原因，會是多麼沉重的打擊。我已準備好應對憤怒的患者。在職涯剛開始，我就了解到許多癌症患者都會把怒氣發洩在護理師身上。遇到這樣的狀況，我通常努力不讓自己受傷，但有時候真的很難。

進入房間後，我第一個注意到的是伊莉莎白床頭櫃上的蠟燭，空氣聞起來像檸檬和亞麻床單。這樣的氣味讓人聯想到清淨和希望。接著，我注意到微笑的臉孔，聽見伊莉莎白說：「妳長得真可愛。」

我的臉上浮現真誠的笑意，覺得自己稍稍放鬆了一些。

伊莉莎白很漂亮，看起來比實際年齡四十歲要年輕許多。金髮碧眼，和陶瓷娃娃般的皮膚。她有些消瘦，但在紫色背心下可以看見緊實的手臂。

「我現在可以檢測妳的生命徵象嗎？」我被她的美貌震懾片刻後，回過神問她。

「當然可以，親愛的。」伊莉莎白甜美地回答。很顯然，她看出我有些緊張，想盡量讓我放鬆一點。

我為她套上血壓計時，問她是否經常運動。

她苦笑著說：「我以前教瑜伽，不過現在沒辦法了。」

我點點頭，臉頰微微發熱。我不應該問這個問題，她現在當然沒辦法再運動了。「一百二十五／七十。」我一邊回報，一邊在平板輸入她的血壓。

「妳應該也有在運動。」伊莉莎白說。

「我有。」

當我完成剩下的評估時，伊莉莎白問我下次何時再來。

「如果有需要，妳隨時可以撥這支電話，就會有當班的護理師來看望妳。我可以安排這星期再來看妳一次，這樣可以嗎？」

「當然可以，哈德莉。」

茱莉亞送我出門，看著我走向車道，似乎是想確保我倒車離開時不要撞壞信箱。雖然她表面上看起來很親切，但內心似乎少了些溫暖。我覺得她正在打量我、評判我，懷疑我是否有辦法勝任這份工作。

開車到下一位患者家的途中，我反覆想著這次的探訪。想起我問她是否運動，我不禁背脊發涼。那天早上，我起床後看著浴室的鏡子，對自己的長相極度挑剔。我站上冰涼的體重計，等著結果浮現。我看著小螢幕的數字零閃爍了幾次，然後變成五十二公斤。我嘆了口氣，怪自己前一晚吃掉克里斯分我的半片派。我穿上黑色網球鞋，隨手梳了髮髻，一邊擔心假如自己不再像以前那樣苗條，克里斯會不會想和我分手。我提醒自己，體重絕對不能超過五十公斤。

我十四歲時患有飲食障礙。有天放學，我坐在廚房吧檯的凳子上，寫著英文作業。空氣裡充滿濃郁的大蒜氣味，客廳傳來電視猜謎節目的聲音。

「啊，我知道答案！是中國！」我母親大聲宣告，一邊揮舞著大木勺。她心滿意足地攪拌著爐子上冒泡的湯汁。當主持人亞歷克斯・崔貝克（Alex Trebek）說出「正確答案是日本」時，我們都笑了。

「媽，妳真的知道答案呢。」我嘲笑她。

我從身旁的零食袋裡再拿一片洋芋片，開心地放進嘴裡。母親喝了一口紅酒，開始說明她的烹飪技巧，又一次告訴我，她希望我有一天能為自己的家庭煮飯。談論烹飪時，她總是手舞足蹈，眼睛閃閃發光。

我們聽見前門打開，兩人都轉過頭。我又拿了一片洋芋片的同時，我父親一眼也沒看我，快步走進廚房。

我鬆了一口氣。父親是個嚴格又陰晴不定的人，這意味著我在他身邊總是得提高警覺。狀況好的時候，他或許會在門廊上彈吉他，或者為我們做美味的烤肉晚餐，一邊稱讚我和兄弟們都是最棒的小孩。但是狀況不好時，就算只是床上的枕頭歪了，也足以讓他詛咒我嫁不出去，因為不會有人想要一個如此髒亂的妻子。

「怎麼了？」母親溫和地問。她垂著肩膀，似乎想把自己縮得更小。

「我一直在想。」他一邊說，一邊在廚房裡踱步。走著走著，他的手撥著頭髮。我知道大事不妙了，只能盡可能靜止不動，希望不要成為被攻擊的標的。「我怎麼想都想不通，我為什麼會跟一個胖子結婚。」他將惡毒的評論無情地丟向母親。

我睜大眼睛，看著母親攪動爐子上的鍋子。雖然母親背對著我，我知道母親努力不讓我看出她在哭。

父親意識到母親不打算回應，於是重重嘆了口氣，轉身走出大門。

許多方面來說，這都只是我童年裡很普通的一天。對當時的我來說，這很稀鬆平常，但我現在知道，父親這樣的行為並不正常。不過那一天我的感受有所不同。我突然不再感到飢餓，不想再吃洋芋片，甚至連晚餐也沒了胃口。我看著母親的背部和腰部，在心裡和我自己的身形比較。她看起來就像我一樣，所以我得到結論：父親一定也認為我很胖。

在那天之前，我對自己的體態沒什麼特別的想法。如今回想起來，我知道自己很苗條，但當時的我卻不這麼覺得。當父親在晚餐時間問我要不要再吃一些時，我開始想東想西。我過度在意自己的體態，拚命想讓自己維持一定的身材。我知道父親很關注我的身材，因為只要考到好成績，他就會帶我去買衣服，然後說他很開心我總是買最小的尺碼。

雖然這些回憶歷歷在目，但如果要把問題全部怪在某個人頭上，卻也有失公允。我相信他選擇這樣的管教風格，一定有他自己的理由。我的飲食障礙之所以惡化，也和社會文化有關——那些年間，諸如青少年雜誌裡「過節前減輕五磅的五種方法」等廣告非常普遍。此外，我更把成年人討論自身體重、最新減重飲食等對話全部內化。

高中時期，體重計上的數字對我來說就像成績單的數字：直接反映出我的價值。分數高和體重低都是值得慶祝的理由，反之則代表我得加倍努力，才能贏得其他人的愛與接納。

我對體重的執迷持續到大學和護校期間，甚至影響了我執業生涯初期。我選擇的體重控制方式，同時結合暴飲暴食、催吐和禁食。懷布羅迪的那段日子，我因為妊娠劇吐而每天嘔吐。我那時深信，這是長期催吐造成的報應，但母親向我保證不是那樣（我現在也懂了）。

護校期間，我要擔心經濟狀況，又要照顧小孩，還要努力維持一定的成績，否則可能會失去獎學金。在一團混亂中，我覺得自己唯一能控制的，就是我的體重。

事實上，我什麼也控制不了。不過，我還是挺擅長掩飾問題的。似乎只有我的老師羅培茲教授注意到我的狀況。這很可能因為她是精神科護理師。

「妳吃飯了嗎？」她有時會在臨床實習時段問我，我們得一天在醫院見習十二小時。

「我今天很忙。」我聳聳肩。

「我要去自助餐廳，要一起去嗎？我請客。」羅培茲女士對我露出溫暖的笑容。「肚子空空的可沒辦法好好學習。」

某天上課時，羅培茲女士要我到台前找她。我們在電腦前進行模擬考試，教室裡唯一的聲音是空調的嗡嗡聲響。

「妳對星期一的考試感覺怎樣？」我靠近時，她這麼問。

「我會沒事的。」我回答。

「妳的模擬考成績可不是這樣說的。妳知道至少要考七十五分以上，才能繼續留在學程裡吧？到底怎麼了？」

我猶豫了片刻。除了好友薩默外，我是班上最年輕的，也是唯一的單親媽媽。大部分同學的年紀都可以當我父母了。

「我的兒子晚上不睡覺。」我坦承。「他正在長牙，我得一直抱著他。我以前可以丟玩具給他，或是把教科書當床邊故事念給他聽，但這些現在都沒用了。我根本沒辦法讀書。」

羅培茲老師點點頭，若有所思地摸著下巴。「星期六一大早就來辦公室找我，帶上妳的兒子和所有課本。」

我點頭答應，但不確定她在想什麼。

星期六早上，我一手牽著哭鬧的兒子，一手抱著課本，出現在羅培茲老師的辦公室。她用燦爛的笑容迎接我，一把抱起布羅迪。

「是不是有個小朋友一直不讓媽媽念書？」她哄著布羅迪。「媽媽會一直在這裡，但你要安靜地陪我玩。如果媽媽有看不懂的地方，我會幫助她。」

我大大鬆了一口氣，飛快地打開課本，希望好好把握時間。

整個星期六，羅培茲老師都陪著布羅迪和我。離開辦公室時，我覺得自己星期一考試的準備進度大幅提升。回到家時，布羅迪已經在汽車座椅上睡著，所以我甚至還能再讀幾個小時。布羅迪的精力被羅培茲女士消耗殆盡。

星期一早上，我把布羅迪送到托兒所，充滿信心地接受考試。通常，成績要等幾個小時才會上傳，但離開電腦教室，經過羅培茲女士的辦公室時，她招呼我過去。

「妳辦到了！」她擁抱著我說。「八十六分！我真以妳為傲！」

我回擁她，眼裡盡是如釋重負和感激的淚水。

羅培茲女士是少數真正看見我、相信我的價值，並且改變我的人。這樣的人或許只短暫出現在我們人生中，卻帶來長遠影響，真的很神奇。

初次探訪後幾天，我又來到伊莉莎白床邊。那是聖誕夜，我努力安排所有病人的時間表，讓我能帶著布羅迪到克里斯的父母家一起過節。我們才剛剛吃完慶生午餐，還準備了氣球、蛋糕和禮物。現在，我只要拜訪完需要我的病人，就可以慶祝聖誕節了。護理師的潛規則之一，是資淺的護理師都必須在節日時排班。入職第一年，我天真地申請在聖誕夜放假，以慶祝布羅迪的生日，但主管只告訴我，如果想要在節日時放假，我最好去當老師。每當我對聖誕夜要工作這件事感到怨懟，就會提醒自己，我生產的那一晚，也有許多護理師犧牲陪伴家人的時間來照顧我們母子。這讓這件事稍稍沒那麼難以接受。

這次，伊莉莎白的身邊睡著一隻小白狗。我完成檢查，很慶幸她聖誕節時不是孤單一人。

「有疼痛的狀況嗎？」我問。

「完全沒有。」她說。「我很幸運。」

「噁心或嘔吐呢？」我突然想起自己早上也吐了，不過原因完全不同。

「沒有，只是覺得很虛弱。」她回答。我填寫必要的表格，繼續檢查。伊莉莎白有禮貌地回答了所有的問題。

當我暫停片刻，思考該如何記錄時，伊莉莎白說：「嘿，我可以跟妳說些事，讓自己好受一點嗎？」

我放下平板電腦，把公務包放在腳邊，專注地看著她，說：「當然可以。」

「我有很多時間枯坐著想事情，沒有其他事好做。」

我點點頭，向前傾身，鼓勵她繼續說下去。

「我覺得自己在跑步機上浪費了太多時間。」

話題的走向和我預期的不同，但她引起了我的好奇心。

「我常常想起，以前朋友邀我去海邊，我卻因為不喜歡自己的肚子太大而拒絕。我錯過很多生日大餐，因為我得自己準備食物，精準計算卡路里。我甚至不會邀請朋友來為自己慶生，因為我不想吃蛋糕。」

我意識到自己不由自主地屏住呼吸。「我完全可以感同身受。」我告訴她時，羞愧地看著地板。

伊莉莎白緊盯著我的雙眼，說：「我覺得我一定要告訴妳這些，因為我在妳身上看到我的影子。我從沒想過自己會在四十歲時死去。我以為我還有很多時間。我多希望自己能花更多時間陪伴心愛的人。如果當時吃了那些該死的蛋糕，該有多好。」

「好棒的建議。」我柔聲說。「吃蛋糕吧。」

「吃蛋糕吧。」她複誦著躺回床上。

我在沉默中把剩下的表格填完，和伊莉莎白道別，承諾她我星期一會再回來看她。

開車到克里斯老家的路上，我想著她說的話。以前人們如果提到我的體重，通常都是稱讚我的身材，因為我瘦了幾公斤，或是在生產後「恢復神速」。畢竟，我孕吐狀況嚴重，生產完又立刻開始跑步，還要一邊努力安頓我們母子的生活。這樣的肯定讓我感覺很好。從來沒有人問我為何婉拒朋友的晚餐邀約，或是從不吃甜點。但羅培茲女士卻看出我不太對勁，伊莉莎白似乎也有所察覺。她似乎一眼就看穿我。

我把車停到芭貝特和湯姆公寓的停車場，看著後視鏡重新補上口紅，試著讓自己振作起來。芭貝特罹癌後總是能保持正向的心情，不讓不好的檢查結果對她造成太大的打擊，這個星期也是。我知道就算自己的心理和生理狀況都很疲憊，還是得配合她的樂觀正向。

一打開門，我就聞到晚餐的香氣。屋裡充滿返鄉過節的親友，到處都是歡欣的氣氛。我一眼就看到布羅迪和芭貝特坐在巨大的綠色搖椅上，和她其他的孫子們一起讀著《聖誕夜》的圖畫書。這是他們家族的傳統。克里斯從沙發上起身，擁抱親吻我，我覺得自己的心臟似乎要爆炸了。布羅迪和我都屬於這裡，我們都是這個家庭的一分子。

故事說完後，芭貝特喊著：「好啦，各位！裝飾聖誕樹的時間到了！」我拿起酒杯，在沙發上找了個位子。芭貝特找出他們家庭的聖誕飾品，她拿起「最佳護士」的牌子說道：「哈德莉，可以請妳過來一下嗎？」我微笑著起身，接過飾品，小心地放在聖誕樹一根空空的枝幹上。「只有最好的男士才會選擇護士當伴侶，對吧，親愛的？」芭貝特說著對湯姆眨眨眼。

我的心忍不住為了她一揪，因為我知道這樣的幸福稍縱即逝。我心疼克里斯，因為他很清楚，這幾乎確定就是他和母親共度的最後一個聖誕節了。我也為自己心疼，因為我知道，這位我越來越喜愛的堅強女性，這位接納了我和我兒子的女性，終將不再屬於我們家庭未來的一部分。

我們都吃了晚餐，有些親友坐在小小的木桌前，其他則四散在客廳裡。收尾時，芭貝特大聲招呼：「好啦，有人想吃起司蛋糕嗎？」

克里斯有禮貌地婉拒，轉頭問我。他都拒絕了，我要（一如以往地）拒絕也很容易，但起司蛋糕聽起來很好吃，而伊莉莎白的話還迴盪在我心中。今天晚上，我就要吃起司蛋糕。

「我想吃。」我說。

克里斯驚訝地揚起眉毛。「我改變主意了，我也想吃。」

每一口起司蛋糕都讓我無比享受。我沉浸在家庭和歸屬感的溫馨氛圍中，意識到這一刻、這一切，正是我曾夢想為自己和布羅迪帶來的。

開車回家的路上，我沒有像以往那樣滿腦子都想著胃裡消化的食物。相反地，我笑著欣賞窗外閃爍的聖誕燈飾，一邊聽著克里斯分享某個聖誕節早上，他們家如何迎接小狗荷莉。我在內心暗自感激伊莉莎白。從那天起，我感謝她超過一百萬遍，因為即使我曾在最脆弱時承受飲食失調之苦，那一晚後卻不再復發。

回到家裡，克里斯和我悄悄從車上抱起睡著的布羅迪，把他放到床上，替他蓋好棉被。接著，我們的大工程才要開始。我們著手組裝聖誕老人今年要送布羅迪的超大消防局積木。好幾個小時過去，克里斯還在小心翼翼地組裝著小片的積木零件。我看著時鐘，已經凌晨三點了。「已經很棒了。」我打量著我們的作品，對他說。「他根本不會注意到還少了哪些零件。」

克里斯忙著用最迷你的螺絲起子鎖好最迷你的螺絲，頭也不抬地呢喃：「聖誕老公公不能接受不完美，必須做到最好才行。」

才睡不到一小時，聖誕節的清晨，我就在太陽升起前醒來，確認禮物是否都已經就定位。我等不及要看布羅迪發現聖誕禮物的興奮表情。今年，我終於買得起他想要的禮物了。以往，我每個月都試著存下十到十五美元，累積到聖誕節，希望至少能讓他從聖誕老人那裡得到一份禮物。他會拆開那個禮物，用嬌小又溫暖的身體緊靠著我。我滑著社群網站，忌妒著其他「正常」家庭有寬敞的客廳，裡面擺滿送給孩子的各種禮物。我暗自發誓，有一天也要帶給布羅迪這樣的生活。終於，我做到了。

布羅迪的臥室門打開，我聽見他小小的腳步聲，其中透露著聖誕節一早的興奮。他衝進客廳時，整張臉都亮了起來。克里斯加入我們拆禮物的行列，然後我們一起享用冒著熱氣的成堆鬆餅。

享用的同時，我的手機響了。我今天要待命，也安排探訪幾位病人。不過，我應該至少還有三十分鐘的悠閒時光。電話那頭的人是排班第十一個小時，在我眼中就像聖人一樣的志工威爾。他的工作是陪伴那些沒有任何親友的病人，不讓他們孤單死去。一般來說，這意味著要陪他們過夜。「聖誕快樂！」他說。

「聖誕快樂。」我回答。「我還沒收到前一晚的匯報。你第十一個小時值班嗎？整個聖誕夜？」

「是的，是伊莉莎白女士。」

我咬到一半，猛然停了下來。我完全沒料到威爾會提起她的名字。才不過前天，她除了比較虛弱外，沒有別的狀況。

「真是抱歉，威爾，我嚇到了。需要我過去，讓你可以在聖誕節時陪陪家人嗎？」

「不了，我沒關係。她姊姊希望我回報最新狀況，但我不知道該怎麼跟她說。崔維斯要我打給妳，因為妳今天的時間表上有她的名字。」

「我幾分鐘之後就可以過去。」我答應他。

我在伊莉莎白家門口停車，看見前方的棕櫚樹上點綴著歡樂的聖誕燈飾。這是典型的佛羅里達聖誕景色。假如有人開車經過，或許會想像屋內有著快樂的聖誕氣氛。他們不知道的是，屋裡的人正在倒數生命的最後時刻。

我沒有敲門就逕自進屋，希望至少讓伊莉莎白有個熟悉的陪伴。走進房間，我看到威爾坐在床邊的椅子上。我笑著向他鄭重道謝，他揮手向伊莉莎白道再見。我著手檢查她的狀況，以便向茱莉亞回報。她今天沒有化妝，臉色慘白，金髮看起來也很凌亂。她的手指冰冷而發青。我把棉被拉到她的腹部，用聽診器聽她的心臟和肺部。她的心跳微弱，呼吸時快時慢。她的肺部聽起來像是早餐玉米片，這代表肺部有積液。

我消毒雙手，打電話給茱莉亞。她接起電話時，我聽見後方傳來她的家人歡度聖誕節的聲音。我告訴她，恐怕時間所剩不多，她應該趕過來。她說她會盡快，但她不希望從孩子們的聖誕早晨缺席。「如果妳有孩子，妳就會懂，親愛的。」她如此解釋。

我掛上電話，立刻就覺得房間裡的狀況不太對勁。我開始對伊莉莎白說話，但我很清楚她不會回答。正當我絞盡腦汁，想讓房間裡的氣氛更加「伊莉莎白」時，外頭傳來開門的聲音。感謝老天，茱莉亞改變心意了，我心想。

「喔，伊莉莎白女士！」我困惑地轉頭，因為來者不是茱莉亞，而是我們的護理師助理德雅。她的妝容一如以往地無懈可擊，頭髮編成許多辮子。我很開心看到她。她和我一樣年輕，但卻散發著冷靜和母性的能量——只要在她身邊，我和病人都會感受到安心自在。毫無疑問，她會成為很棒的護理師，而我總是鼓勵她去讀護校。德雅也是單親媽媽，這個共同點讓我們一拍即合。「聖誕快樂！」她擁抱著我說。「我一聽到就趕來了。我知道妳也會在這裡。」

「妳不該在聖誕節一早丟下兒子。妳可以晚一點再來的。」我告訴她。

「我可不能讓妳獨享辦公室裡所有人的稱讚。」德雅笑著說。「現在，讓我們的好朋友恢復平常的樣子吧。」

德雅在伊莉莎白的床頭櫃裡一陣翻找，拿出一根蠟燭。當房間裡又充滿清香的柑橘氣味時，終於變得比較像是我所熟悉的寧靜環境了。我拿起遙控器轉台，找到伊莉莎白喜歡的樂器演奏頻道。

「伊莉莎白女士，哈德莉和我要幫您清潔了。」德雅柔聲說。

我走進浴室，打開水龍頭，讓水溫開始加熱。與此同時，我在抽屜裡尋找她平常使用的肥皂和毛巾，恰好看到她的化妝包。我從未看過她素顏，於是也順手拿起化妝包。

我為她清潔身體和換衣服時，德雅專業地替她化妝。大功告成後，伊莉莎白看起來美極了。

「妳知道嗎？她告訴我，她很後悔人生中花了那麼多時間擔心別人對她的看法。」我對德雅說。「這讓我很震撼。」

「她告訴我，我很漂亮，而且她是真心的，我聽得出來。我不知道我是否也能對自己如此有信心，但她是真心的。」德雅回想道。

我微笑地說：「我想，她會希望妳相信這是真的。」

我送德雅到門口，我注意到她的眼眶泛淚。「她很特別。」德雅說。

「她是我們的榜樣。我們都可以從伊莉莎白身上學到很多。」

我回到伊莉莎白的房間，期待再次感受到平靜的氣息，卻察覺到有什麼變了。空氣中仍然有檸檬的氣味，音樂也不停播放，不過某種能量消失了。不知為何，我立刻意識到伊莉莎白已經離開。雖然很難解釋，但這樣的微妙變化是每個安寧護理師和見證過死亡的人，都曾有過的經歷；在靈魂離開身體的那一瞬間，空氣會出現明顯的改變。這其實有點像是你走進房裡，預期會看到某人，卻發現只有自己一個人。有時候，這樣的改變會格外明顯，有時候可能發生在生理的死亡之前，有時候則是在那之後。在伊莉莎白的例子裡，她的缺席格外刻骨銘心。

我拿出聽診器，貼著伊莉莎白的胸口，但我知道我不會聽見心跳。兩分鐘後，我對空蕩蕩的房間安靜地宣讀死亡時間。伊莉莎白離開這個世界時，就和她在世時那樣，孑然一身。

幾年之後，我還是會想起伊莉莎白。雖然她年紀輕輕便孤獨地面對死亡，但我不曾看過她悲傷或憤怒。她也從來不會質問：為什麼是我？她的人生體現了何謂揮灑生命的全部。

雖然伊莉莎白本人並不知道，但她卻讓我和克里斯開啟重要的對話。克里斯不知道，我曾經以為如果自己變胖，他就不會再愛我。回想起來，他當然不會那樣認為，但曼妙身材等於值得被愛的概念從幼時就在我心中扎根，將我緊緊束縛。直到我遇見伊莉莎白。

她說的話改變了我：吃蛋糕吧。從那之後，每當腦中冒出暴飲暴食或催吐的想法，就會聽見她的聲音。她每次都阻止我，提醒我什麼才是真正重要的。

Chapter 06

她早已知道一切——伊迪絲

「嗨，妳今天有時間進行患者的評估嗎？」崔維斯問我。

「當然可以。」我說。患者收治資格的評估是我日常業務的一部分。雖然患者都是由主治醫師轉介，但還是必須符合聯邦醫療保險相關的法律規定——如果不是安寧療護相關專業的醫師，對這方面可能不太熟悉。安寧護理師得負責評估患者是否符合法律規範（有非常具體的標準），然後將評估報告交由具備相關認證的醫師或官方單位來審查。以我們來說，負責的人是庫瑪醫師。

「好極了。」崔維斯繼續說。「她的名字是伊迪絲，罹患阿茲海默症。她和丈夫約翰同住，似乎剛好在安寧療護最低標準的臨界值上。」

「收到。」我一邊回答，一邊在導航系統輸入她的地址。

伊迪絲和約翰的房子看起來就像童話中的美麗場景。門前的小路兩側點綴著粉紅色的花朵，紅磚小屋上爬滿藤蔓。我按下門鈴，聽見門後一陣騷動。

「伊迪絲，請在這裡等一下。」有個聲音這麼懇求。幾秒鐘後，一頭白髮的八十幾歲駝背男士前來應門。「請進，我不能離開她太久。」他用這句話當作招呼。

我走進屋裡，眼前美麗的骨董和老舊的木地板都讓我著迷。走廊上掛滿了家庭合照，彷彿訴說著較為快樂的過往。很顯然，這個家庭富有冒險精神。照片裡約翰和伊迪絲帶著孩子們參觀艾菲爾鐵塔、萬里長城和自由女神像。走廊盡頭，一名高大的白髮女子站在客廳裡的沙發旁。她看起來也八十多歲，應該就是照片主角的老年版本。她曾經沙色的長髮已經斑白，剪成了鮑伯頭。約翰和伊迪絲的慢跑鞋都換成了居家拖鞋，但我看得出來，他們眼角和嘴角的皺紋，都來自多年的笑容。

「我告訴妳別站起來。請坐下！」約翰對伊迪絲說。伊迪絲至少比他高了一個頭。他拉起她的手，把她帶回沙發上，顯然精疲力竭。

「嗨，我是哈德莉。我想，你們就是伊迪絲女士和約翰先生嘍？」我問。

「是，我們是。」約翰回答。伊迪絲呢喃了一些我聽不懂的字眼，然後看向窗外。

「他們請我來評估伊迪絲的狀況，看看她有沒有符合安寧療護的標準。」

「是的。我需要幫助。這種情況維持好幾年了。」約翰回答。他的疲憊和挫敗一目瞭然，但這也很正常。從我得到的訊息看來，約翰投入長照已經好幾年。照護者的工作耗費大量心力，在阿茲海默症患者身上尤其如此。患者的失智狀況會逐步惡化，直到每一件事都必須仰賴照護者協助。這樣的過程可能持續很長一段時間。

我點點頭，拿出聽診器替伊迪絲檢查生命徵象。不同疾病的安寧療護標準都不同，而失智症患者的評估標準是「功能評估分期工具」，或稱「功能評估量表」。由於阿茲海默症是漸進性的疾病，量表的分期通常會隨著患者的惡化而逐漸發生。如果要達到安寧療護標準，患者必須至少拿到6E（中重度失智）或7A（重度失智）。實務上來說，這代表患者不再能獨立如廁，或是在一天之內說出超過五到六個字。

有時候，患者的其他狀況也會納入考量，例如跌倒、體重減輕，或是出入醫院的頻繁程度和病情的嚴重性。

我從分類四（輕度失智）開始對伊迪絲進行評估。在此階段，親人通常會注意到患者出了狀況，於是開始介入。「她是否很難獨立做一些事，例如帳單繳費或是做菜？」我問約翰。我可以猜到答案，但還是得問。

約翰看著我，彷彿我很搞不清楚狀況。「親愛的，她好幾年前就失去這些能力了。」

我把分類一到四都劃掉，然後進入分類五（中度失智）。「你是否必須幫助她選擇要穿的衣服？舉例來說，如果外頭很溫暖，她知道要穿短褲嗎？」

「我一定得幫她。」約翰回答。我進入6A到6C，中重度失智的部分。

「你是否也得幫她著裝？」

「是。」

「洗澡和如廁呢？」我問。

「洗澡是，然後她穿成人紙尿褲。」

我勾選了6A到6C，然後來到6D和6E。「她隨時都得穿尿布嗎？她是否有時能告訴你，她需要使用廁所？」

「她已經很久沒進過廁所了，也從不會開口表達需求。我都是聞到臭味才替她更換尿布。就像小嬰兒。」他直白地說。
我勾選6D和6E，然後到7A的重度失智。假如她符合7A標準，庫瑪醫生幾乎總是會同意收治。「她一天之內大概可以說出幾個能聽懂的字？」
「大概十到二十個。」
我點點頭。這一項沒辦法打勾。
當我繼續滑動選單時，伊迪絲第一次開口了。
「衣服。」然後，她快速但不穩地站起身來，朝著走廊走去。約翰快速起身阻止她。
「伊迪絲，坐下來。」他說。她睜大眼睛看著他。
「我可以幫妳洗衣服，伊迪絲女士。」我試探地說。
伊迪絲看向我，接著開始劇烈地搖頭，想要掙脫約翰的掌控。他挫敗地呻吟著，說：「時時無刻都這樣。」
我四下打量，在走廊那邊的餐廳桌上看到一籃衣服。約翰將伊迪絲固定在位子上時，我走去拿起衣服，放在沙發旁的地上。伊迪絲坐回沙發上，開始把衣服一件件拿起來檢查，然後仔細摺好。約翰坐在她身旁，顯然因為照護而精疲力竭。

我繼續看著評估表單時問道：「她的進食狀況如何？」

「很糟。她的食量和小鳥差不多，都只吃一兩口。過去兩個月，她就掉了十一磅。」他的聲音聽起來充滿挫敗。

「我注意到她站不穩。她跌倒過嗎？」

「我已經算不清她跌倒幾次了。我甚至連好好上廁所都沒辦法。」

「可以說在上個月超過十次嗎？」

「大概上個星期就超過了。」

「好的。」我說。「我應該可以打電話給醫師了。我到外頭一下喔。」約翰向前門擺擺手，似乎是說：「請便。」我拿著平板走出去，撥打庫瑪醫師的號碼。

「嗨，哈德莉。」他接起電話時，聲音一如以往地輕快。

我開始說：「有一位阿茲海默症患者尋求收治，但她的程度是6E。不過，我想，你應該還是能收她。」

「說吧。」他說。

「她的丈夫說，她一天大約會說十到二十個能理解的字詞。我在場時，也確實聽到她在正確的情境使用『衣服』這個詞。但她在前兩個月掉了十一磅，而且一直跌倒，可能一週超過十次。」

庫瑪醫師陷入沉默，我知道他在思考這個狀況。

「她的丈夫真的很需要幫助，拜託你。」我繼續努力。

「妳知道我們必須客觀評估，哈德莉。」

我閉上嘴，擔心他即將要拒絕我。

「去幫她辦理收治手續吧。」庫瑪醫師說。「但是我們得在前九十天看到明顯惡化。我需要很仔細的表格記錄，可以嗎？」

「好的，沒問題！謝謝你。」我向庫瑪醫師道謝，掛上電話，回到屋裡。

「好消息。」我一邊關門一邊高聲對約翰說。「可以順利收治了。」

「太棒了！我有些事情要辦，幾個小時後會回來。」約翰說。

我停頓片刻，字斟句酌地說：「我不確定您是否得到錯誤的資訊，但我們不會二十四小時都待在這裡。不過，我建議您可以尋求更多幫助。我們的社工人員能幫助您媒合支薪看護，或協助您將伊迪絲女士安置於安養中心之類的機構。」

約翰大大嘆了口氣。「我答應她，絕對不會離開她。我一點也不想住安養機構。看護的薪水多少？」

「就我所知，大約每小時三十美元，每次有最低時數規定，通常要六小時以上。」

「一小時三十美元！」他驚呼。

我緩緩點頭。我能理解在收入有限的情況，要負擔這樣的照護支出很困難，但沒有太多其他的選擇。「我們安寧療護所做的，是來協助您照顧伊迪絲。舉例來說，我一開始會每週前來一到兩次，另外會有護理師助理來兩到三次，協助她洗澡等事項。我們的社工和牧師每個月會探訪一次，有緊急狀況隨時可以撥打我們的緊急電話，會有護理師待命。」我向他解釋。「假如你仍想考慮安養中心，我完全能理解。」

約翰猛然打斷我，用力搖頭。「絕對不會。我會自己看著辦的。」

很多人沒有意識到，安寧療護和安養中心都是門生意（老實說，我自己也不這麼想），但事實就是如此。假如沒有補助，那麼成本十分高昂，讓患者和照護者難以負擔。照護很困難，在情緒和體力上都相當消耗，而且時常持續很長一段時間，就像約翰的情況那樣。即便聯邦健康保險會支付我這樣的安寧療護護理師，照護者還是得負責患者的日常照護。這也是一大負擔。因此，雖然我很希望能給約翰好消息，但事實就是，他和伊迪絲這樣的人選擇並不多。即便他願意考慮安養中心，也只有極端富裕或貧窮的人才能負擔得起（以後者來說，政府會介入幫助）。折衷的選項也不多。畢竟，雇用看護的成本也非一般人所能負擔。

我思考著這一切，但只對約翰說：「沒問題。」我完成剩下的收治程序，把待命護理師的號碼給約翰，向伊迪絲道別。伊迪絲正第三次重摺一條抹布。

當我輕拍她的肩膀，她說了些我聽不懂的字詞，然後對我微笑。

隔天早上，我急匆匆地化妝，一邊聽著手機播出的等待音樂，等著例行會議開始。我們每週一到五早上都會開會，讓值夜班的護理師匯報前一天晚上的狀況。

「早安，各位！」崔維斯招呼我們。「亞曼達，妳先開始吧。聽說前一天晚上狀況很多。」

「好的，嗯，我花了很多時間在新患者的家裡。」

哦，我心想，聽起來不妙。「伊迪絲女士跌倒兩次，所以我過去評估，看看她是否安好。她的生命徵象穩定，而心理狀況似乎剛好符合基線。」

我鬆了一口氣。好吧，沒有什麼不尋常的狀況。這類的事很常見。

「所以，安撫她，讓她回到床上，然後離開。」亞曼達繼續說。「然後，大約一小時後，我又接到她丈夫的電話，說她離開家裡，找不到人。」

我放下粉刷，坐在馬桶上。

「我開車協助約翰找了幾分鐘，然後打電話報警求助。他們最終在四分之一里外的水溝裡找到伊迪絲女士。她在拔草，但沒有受傷。」

「哈德莉，妳要聯繫敏蒂，然後安排今天進行家訪。這樣不安全，她應該要去安養中心。」崔維斯說。敏蒂是在我們的患者需要額外幫助時，與我們合作的社工師，業務範圍包含保險或其他安寧療護以外服務的申請。

「約翰堅持不送她去，但我了解了。」我說。我關掉聲音，深深嘆了口氣。我討厭這樣的情況。

那天早上，我又回到伊迪絲女士的小屋，這次帶著敏蒂。我做好心理建設，準備面對眼前痛苦的對話。然而，打開門的約翰看起來已經準備好要舉白旗了。

「嗨，約翰，這位是我們的社工敏蒂。」我招呼道。約翰看起來甚至比昨天更垂頭喪氣，讓我內心很難受。伊迪絲坐在沙發上，還穿著睡衣。她前面放著托盤，上頭放了一整盤鬆餅。她拿起又放下，一口也沒吃。房間另一頭的電視在播兒童卡通，暫時吸引了她的注意力。

「我們聽說昨天晚上發生的事。」敏蒂溫和地說。「我希望能告訴你，全天候協助的一些好處。」

「把我們扔到別的地方，然後把我們給忘了。」約翰的語氣滿是挫折。

「當她失去我們的回憶時，我就已經死了。」

我覺得彷彿有一把匕首刺入胸口。我無法想像照顧你一生的摯愛，對方大多時候卻根本不認得你，那有多麼痛苦。我不知道該如何回應。

「這裡有一些方案。」敏蒂繼續說著，把一張紙放在我們之間的咖啡几上。「這些都是很棒的機構，設備都是最新的。」我試圖倒著讀這張清單，上面寫的是附近提供封閉式病房的安養中心。每個名字下方，敏蒂都附註了一個月的粗略收費，價格在八千七百五十美元到一萬一千美元之間。

「我們不出幾年就會把錢花完，但還可以負擔一個月一萬美元。」他說。

「那是單人的價位。」敏蒂回答。

約翰飆出一大串髒話。「我們只負擔得起一個人住。還有其他選項嗎？」

敏蒂和我互看一眼，心知肚明沒有其他的選擇了。

約翰一定是看出我們的想法，說道：「好，我懂了。我會仔細考慮。假如我要選這個，哪一間是最好的？」

「按規定，我們不應該提供個人意見。我很抱歉。」敏蒂回答。

我緊咬嘴唇，以免自己不小心脫口而出。我很想分享我的看法，因為我對每一個機構對待患者的方法都很有話說。

約翰嘆了口氣，把臉埋在手掌裡。「我又得靠自己了。」

敏蒂看了我一眼，才開始收拾東西。她知道她一踏出大門，我就會分享自己的看法。而我知道她其實根本不在乎。

一聽見大門關上，我就轉身面對約翰。他坐在沙發上，手裡拿著安養中心的清單。在我開口前，他就說：「我聽說蘇頓高地的風評不錯。」

我忍不住鬆了口氣，因為這不會讓我惹上麻煩。蘇頓高地絕對是我最喜歡的。那裡的護理師都很資深，很樂意和我溝通，我也從沒聽過他們錯待患者的傳聞。我開始用力點頭，光是這樣應該沒關係。約翰狐疑地看著我，然後露出微笑，像是明白了我們的小遊戲。

「那麼海景之家呢？」他說。我不再點頭，睜大眼睛，用力咬著嘴唇。我什麼也沒說，但也什麼都說了。

約翰笑了，說：「那就決定是蘇頓高地，懂了。」他的笑是真心的。

我也回以微笑，終於鬆了口氣。「所以，我們該著手來準備申請蘇頓高地的文件了嗎？」

「不，我還沒準備好。」約翰說，態度突然變得很堅定。

我咬著嘴唇，知道崔維斯對此一定很不滿，但也不確定我還能做什麼。雖然我們未必贊成，但約翰有權力讓妻子待在家裡。

「好的。」我說。「那我們就盡己所能吧。」

「就這麼簡單？」約翰問。

「我是來這裡協助你和伊迪絲的。可以想像成開車，你們坐在前座，所以大方向由你們決定。我待在後座，你們可以尋求我的建議，或是要我保持安靜。」我微笑著說。

「好的，沒問題。」他自信地說。

我多麼希望能告訴你，從這一刻開始，他的日子就輕鬆了一些。

但事實並非如此。

幾個星期後的深夜，我接到一通語氣狂亂的電話。「嗨，我是伊迪絲的先生約翰。呃，我不知道該如何描述這裡的狀況，但我想妳應該要過來。」我一接起電話，他就說了這一大串。

我可以聽見電話那頭的騷動，聽起來像是……伊迪絲在尖叫？「她是否有疼痛的狀況？」我問。

「她以為臥室失火了。」約翰的聲音聽來精疲力竭。

當我抵達時，約翰和伊迪絲在臥室裡。約翰坐在床上，試著讓伊迪絲鎮靜下來，但伊迪絲可不服。她不斷來回踱步，自言自語，不時大喊著：「失火了！」我在路上已經打電話給庫瑪醫師，他指示我給予她我們收治時所開立的緊急抗焦慮藥物。

接下來的十分鐘，我試著安撫伊迪絲，但也徒勞無功。她繼續踱步，拉扯頭髮，說房間裡失火了。我又打電話給庫瑪醫師，這次他指示我再給予一劑抗焦慮藥物，然後盡量轉移她的注意力。我按照他說的，問伊迪絲要不要吃點什麼，但她搖頭拒絕。約翰拿了一些食物給她，也被她推開。我走進客廳，打開電視，再探頭回臥室裡，邀請她和我一起看電視。她坐回床上，不斷告訴我床失火了。她的臉上都是淚水。

三十分鐘後，我也開始慌了。我們三個都感到絕望。我終於拿出手機，打給從事安寧療護超過十五年的資深護理師前輩。

「哈囉？」琳達用她帶著濃濃睡意的英國腔回答。

「是我，哈德莉。」我畏縮地說。「很抱歉突然深夜打給妳，請不要生氣。有位阿茲海默症的患者認為她的床著火了。她一直踱步和哭泣，我已經替她施打兩劑抗焦慮藥物，但一點用也沒有。」我急著解釋。

「親愛的，為什麼不把她的床搬到別的地方呢？」琳達問。

「呃，抱歉，請問這是什麼意思？」我很困惑。

「火在哪裡？」

「其實沒有火。」

「親愛的，對她來說，就是有火。火在她的床上，對吧？那確實很讓人崩潰。為何不把她的床從火場裡移開，讓她能好好睡覺呢？」琳達指導我。

「琳達，我不覺得這會有用。」

「先試試看，如果沒效再打給我。但我打賭，一定會有效的。晚安。」她說完後掛上電話。

我盯著約翰和伊迪絲的雙人床。我該怎麼搬床，又該搬到哪裡去？我示意約翰過來。「我打電話給很資深的護理師，她認為，我應該把你們的床從『火場』移開。我知道這聽起來很瘋狂，但你們家會不會剛好有其他臥室，讓我把床搬過去？」

約翰顯然已經沒有反駁的餘力，站起身來，打開走廊那頭一間空臥室。

「呃……我可以搬動你們的床嗎？」我問。

「妳是我見過最奇怪的後座駕駛，但不知為何，我相信妳。去吧。」我回到臥室，評估了那張床，試著找出最好的搬運方式。它看起來應該不需要拆開，就能通過寬敞的臥室門。當我評估時，伊迪絲就站在我身邊，彷彿也在評估。幾分鐘後，她又發出了微弱的聲音，再次說著：「火。」看到她如此絕望，我的心都碎了。我也只能放手一試。

我走到看起來很沉重的木床前，想要把它從牆邊拉開。出乎意料的是，木頭很可能是假的，因為床鋪輕而易舉地滑過地毯。我擠進床頭和牆壁間，開始用力推床，每隔幾秒鐘就探頭檢查方向是否正確。推了一半左右，伊迪絲來到我身邊，也跟著一起推。我不確定她是否知道我在做什麼，而她對於實際的推進顯然也沒什麼幫助，但當我們一起把床推向走廊時，我仍然對她微笑。一進入空臥室，我停下腳步，思考要把床放在哪裡。伊迪絲指著房間左邊的角落。

「那裡嗎？」我問她。

她堅定地點頭。

我服從地把床推到定點。讓我詫異的是，我一把床就定位退開後，伊迪絲就爬上床，似乎馬上進入夢鄉。真的有效呢！我太意外了。

「做得好。」確定伊迪絲睡熟後，約翰輕聲說。我把手放上他的肩膀，對他微笑。

「你沒問題的。你做得很好。」我向他保證。

「是時候了。」他說。「告訴蘇頓高地她要過去。」

我點點頭。今晚並不好過。我知道約翰做了理智上最好的決定，但我很擔心他的感受。

不到一個星期後，我走進蘇頓高地的玻璃門。

「伊迪絲女士嗎？」年輕的接待人員問我。

「是的，妳見過她了嗎？」

「她的丈夫幾乎住在這裡了。我已經讓他進出封閉病房好幾次。」她說。

「我一點也不意外。妳介意再走一趟嗎？」

接待人員走出櫃檯，帶我走進封閉區域，輸入密碼，開啟沉重的門。

「我把這裡稱為加州大飯店。」等著門打開時，她告訴我。

「咦？」我困惑地問。

「妳隨時可以辦理入住，但永遠都離不開。」

她的話讓我感到不安，但一陣刺耳的嗡鳴聲打斷我的思考，我快步走進封閉區域。接近護理站時，我看見病房的主責護理師。她也是我在這裡最喜歡的護理師之一。

「嗨！」我打招呼。

「今天來找誰啊？」她問，因為她知道我在這一區有好幾個患者。

在我回答之前，就有一隻手搭上我的背。我轉頭看見另一位患者。我對她微笑，而她開始摸我的頭髮。「妳的新患者，我以前在她家照顧過她。」我告訴她，一邊感受自己的頭髮被從臉上撥開，又落回原處。在其他情況下，這樣看起來很奇怪，不過對我們來說都只是日常罷了。

「啊，伊迪絲是吧。她很好！她稍早參加了舞蹈課。她在六號房。」

「老天啊，我真希望我能看見！」我笑著說。接著，我告訴拍我頭的患者，我得離開了，但明天會去看她。她笑著說了些我聽不懂的字詞，我就當作是同意了。我通過明亮的走廊，來到六號病房。約翰打開門，這是我認識他以來，第一次看到他精神飽滿的樣子。病房裡，伊迪絲坐在窗邊的搖椅上，窗外就是安養中心的花園。她微笑著看我進來。

「都還好嗎？」我問，但有點害怕約翰的答案。

「事實上，真的很好。」他微笑地看著伊迪絲說。伊迪絲也回以笑容。我鬆了一口氣，拿出血壓計開始檢查。「我有些事情要辦，這樣可以嗎？」約翰問我。

「當然！不需要有壓力，你不一定要隨時在場。我也可以詢問護理師她的狀況，然後再打電話告知你。」

「是嗎？我不知道我能不能那麼快就放下，但謝謝妳。」約翰說著親吻伊迪絲的額頭，才離開病房。

我繼續檢查，而伊迪絲盯著花園，看著鳥兒和蝴蝶從她的窗前飛過。當我來到關於體重的問題時，我告訴伊迪絲我詢問完護理師會立刻回來。

在走廊上，我聽見爭執聲。「如果妳不立刻讓我出去，就等著接我律師的電話吧！」一名男子正在大吼。

「先生，或許我們可以先玩一場牌？」穿著工作服的員工好聲好氣地安撫。現在，我看出那位男子正是約翰。

「我沒瘋，妳這瘋女人！我只是要回家而已！」約翰對她大吼。

「這裡就是你的家，你在這裡很安全。」那位甜美的員工繼續努力。

當我意識到，她以為約翰是試圖逃脫的失智患者時，立刻朝他們跑去。

「嘿，我認識他。他是我患者的丈夫。他不是這裡的患者。」我告訴她。

「天啊！真是抱歉！我是新來的。」她一邊對約翰說，一邊輸入密碼開門。約翰離開，大門再度關上後，我忍不住笑了出來。那位員工看起來真的很害怕。

「妳沒做錯事，這是妳的工作，妳做得很對。他會想通的，我保證。」我強忍著笑安撫她。我回到伊迪絲的房裡，完成剩下的檢查，並且把這段插曲和她分享。她也和我一起笑著，彷彿能聽懂我在說什麼。

幾個月過去，伊迪絲女士的狀況漸漸惡化，但卻從沒有疼痛，焦慮症狀也不曾再發作過。她能說的字詞從一天二十個下降到十個以下，然後是不到五個，最後只剩下一個：「約翰」。

接著，她失去行走的能力。那天對包含安養中心員工的每個人來說，都非常難受，因為他們都很喜歡伊迪絲。但對約翰來說，打擊尤其沉重。他還是每天都到安養中心，學習如何把伊迪絲扶上輪椅。他把她推出去吃飯，讓他們可以一起在客廳用餐，也讓她看看不同的景色。然後，伊迪絲不再能好好坐在輪椅上，所以約翰在她的手臂和輪椅框間放了枕頭，把她的身體固定住。雖然已經不再能溝通，她總是微笑著仰頭看他。

伊迪絲不是一夕間停止微笑，而比較像是緩慢的過程。約翰某天對我指出這一點。

「我注意到了。」我告訴他。「不幸的是，這是預期中的發展。」

「再也笑不出來也是阿茲海默症的惡化階段嗎？」約翰看起來很震驚。

「你希望我對你完全坦承嗎？」我問。

「是的，我不想要再受驚嚇了。」

我拿出平板電腦，讓約翰看我已經牢記於腦海的圖表。

「我們從這一階段開始，現在到這裡了。」我的手指從6E滑到7E。

「所以，最後的階段是連自己的頭也撐不起來？」

我表情凝重地點頭。

「好殘酷的疾病啊。」約翰不可置信地搖頭嘆氣。

「是啊，真的。」我也同意。

又過了幾個月，我以為約翰探訪的頻率會降低，但他一天也沒缺席。伊迪絲生命的最後一個月，她連床也下不了。我越來越常探病，就算當天沒有安排她的檢查，只要在蘇頓高地有其他患者，就一定會順道看看她的狀況。

某天，我走進病房，看見伊迪絲的身體呈現很不自然的姿勢。我又走近幾步，發現她臉上盡是淚水。我試著和她說說話，輕拍她的背時，突然意識到她承受著極大的痛苦。我快速跑去向護理師求助。

「妳手邊有這些急救藥物嗎？」我急迫地問。

「我得在電腦上輸入疼痛指數才能給藥，我應該輸入多少？」她問我。

「十分。呼吸困難，哭泣，表情扭曲，握拳，緊繃，無法安撫。」護理師輸入數字，將藥物給我。

「稍早之前她都沒有什麼狀況？」我問。

「不，什麼都沒有。」她確認。

等待幾分鐘後，藥效發作，伊迪絲的身體放鬆下來。我開始評估她的狀況，一如往常地從頭部開始。她的瞳孔大小正常，臉部和頭部也沒有割傷或擦傷。她的頭髮綁得很整齊，看起來最近才洗過。

「可以告訴我妳的名字嗎？」我問。但我知道，她不會回答，所以在無自我意識的欄位打勾，繼續檢查。

「能告訴我妳在哪裡嗎？」我問。沒有答案。

「妳知道現在幾月嗎？」我一邊問，一邊在沒有時間意識的欄位打勾。

「哈德莉。」我聽到這三個字，大聲又清楚。我從平板電腦抬頭，以為蘇頓高地的護理師進來了。房間裡沒有其他人。我困惑地四處張望，才低下頭看伊迪絲，她直勾勾地看著我。剛剛說出我名字的人不可能是她。她的疾病不可能讓她記住我是誰，更別提說出我的名字了。

「哈德莉。」她又說了一次，還是看著我。

「沒錯，我就是。」我說著握住她的手。「我是妳的護理師，我已經當妳的護理師一段時間了。我負責照顧妳，妳會沒事的，我保證。」

或許是肌肉抽搐，又或許是伊迪絲和我溝通的方式（但理論上不可能），不過她的手短暫地回握了。我就這麼一手拿著平板電腦，一手握著伊迪絲的手，而她又緩緩入睡。

我很慶幸她已經不再感到疼痛，於是繼續檢查她的皮膚。我查看她的手和腳，發現像大多數長者一樣，都有輕微的瘀青，但其他部分都很正常。我讓伊迪絲傾向左邊，檢查她的背部。褪下她的短褲時，我忍不住倒抽了一口氣。在她臀部上方，有個我這輩子看過最大最深的褥瘡，比我的拳頭還要大，呈現梨形，外觀同時有紫色、黑色和紅色。

我的內心燃起熊熊怒火，雙頰跟著發燙。在護校時，我學過褥瘡的成因是沒有讓患者有足夠的翻身次數。如果患者保持同一個姿勢太久，就會對某個部位造成壓力，使皮膚腐爛。我既憤怒又羞愧，怪自己怎麼會推薦這個讓人失望的機構，同時我也擔心該怎麼跟約翰說這件事。

我打電話給崔維斯，因為我不確定該如何處理機構的照顧疏失。他一接起電話，我就描述了這個安養中心竟沒能發現的巨大創口。

「等等，我覺得這不是妳想像中的狀況。等一下。」他說。我很困惑地等待，聽見他打字的聲音。

「德雅前一天晚上才過去，回報伊迪絲女士腿部和手臂的皮膚都只有最輕度的瘀青。」停頓片刻，崔維斯問：「妳有聽過甘迺迪末期壓瘡嗎？」

「沒有。」我回答的同時，努力回想著護校的傷口護理課程。

「那麼，妳知道皮膚也是個器官，對吧？」

「是的。」我說，但不確定他想表達什麼。

「就像是其他器官在生命的末期會開始衰竭，我們的皮膚也會。甘迺迪末期壓瘡可能會毫無預警地突然出現，看起來又十分駭人。沒有人做錯什麼，妳只要確保她不會因此痛苦就好。」

我從未聽過甘迺迪末期壓瘡，但我很慶幸在錯誤指控安養中心，讓自己顏面盡失之前，崔維斯就先告訴我了。但我的慶幸很快就被恐懼取代，因為我知道自己必須打電話給約翰，告訴他接下來會發生的事。我用微微顫抖的手撥打約翰的號碼。他的回應聽起來很愉快。

「嗨，你今天有來蘇頓高地了嗎？」我猶豫地問。

「還沒，但我在路上了！」

「好的，那我等你來再談。」我告訴他。

等待的同時，我觀察伊迪絲的狀況，確保她沒有感到不適。我多麼希望她能和我分享她看到的一切。

不久後，約翰走進病房，立刻走到伊迪絲身邊，滿臉擔憂地說：「有什麼不對勁？」對於他的觀察入微，我既驚訝又佩服。他清楚掌握妻子的狀況。我把一隻手輕輕放在他的肩上，開始解釋我今天遇到的狀況。約翰一邊聽，一邊默默掉淚。

「我這樣說真的很蠢，但我還沒有準備好。妳可能會覺得，經歷了這麼多，我應該早就有心理準備。」他一邊說，一邊用衛生紙擤鼻涕。

「我想，這樣很正常。」

「所以，接下來會怎樣？」

「我會花一些時間指導安養中心的員工，讓他們知道何時要再次給藥，何時要通知我們。如果半夜沒有緊急狀況，我們明天再見。這樣可以嗎？」

「好的。謝謝妳所做的一切，哈德莉。」他說。

那天晚上，安養中心沒有打電話來——後來的晚上也都沒有。接下來五天，我每天都探望伊迪絲和約翰，直到她過世。事發當時我不在場，但聽說她走得很安詳。

令我驚訝的是，當我在伊迪絲離世前二十分鐘趕到安養中心時，約翰已經不在了。護理師告訴我，他沒辦法承受看到她過世的模樣。

我替伊迪絲清理，在過程中不斷和她說話，然後打開對著花園的窗戶。等待葬儀社的同時，我就像幾個月前的伊迪絲那樣，看著蝴蝶和鳥兒飛過。葬儀社人員到達後，我最後一次向伊迪絲道別，看著他們為她蓋上白布。每次葬儀社這麼做時，我都會別過頭去，這是我最討厭的時刻。每一次我都會感到驚慌，害怕他們無法呼吸，但我也知道這樣的恐懼毫不理性。

完成相關文件和聯絡後，我和蘇頓高地的員工道別，繼續一天的行程。

我在辦公室裡心不在焉地處理文件時，我們的特約牧師史蒂夫走了進來，坐在我身邊，說：「我今天和克里斯談了。」史蒂夫常常會去克里斯工作的安養中心探訪臨終的病患，所以他們有著親密的情誼。事實上，他們認識彼此的時間比我認識他們倆的時間都還要長。

「是喔？」我說。

「是的。我們談了他母親的事，也為她禱告。」

「你真是好心，太感謝你了。」

「她說，她會打敗癌症。」史蒂夫看著我說。

我抿著嘴唇，什麼也沒說，緊盯著電腦螢幕。我知道這是不可能的，因為我照顧過太多腦癌患者。

「我猜，妳並不這麼認為。」他說。

我輕輕搖頭。

「我想，妳可能受到自己的偏見所影響。」以前從未有人這樣挑戰過我。大部分的人都只想小心避開有關芭貝特病情和死亡的話題。

「從來沒有任何患者成功擊敗腦癌。」我用平板的語氣說。

「妳只照顧過生命末期的患者，哈德莉。她還沒到那個階段。我想，偶爾樂觀一點也沒什麼損失。」他的語氣不帶一絲批判。

霎時間，我不斷努力壓抑的所有感受都浮上心頭。「我沒辦法樂觀看待這種事。死亡爛透了，而且到處都是。我和患者拉近關係，然後他們就死了。我下班以後去看芭貝特，光是看著她就會讓我們不斷想到死亡。我們不能長途旅行，就怕發生什麼臨時狀況。我們的人生不能進入下一個階段，我們不能訂婚，因為這麼做感覺並不恰當。每個節慶的氣氛都有些凝重，因為大家都覺得這可能是她度過的最後節日，但沒有人說得出口。」我的心跳越來越快。我以前不曾和別人分享過這些感受，因為我不覺得自己有資格有這種感覺。每一次，我都會提醒自己，其他人的感受一定比我更糟。至少我不是面對死亡的那個人。

「妳知道，妳的這些感受都沒錯，對吧？」史蒂夫溫柔地問我。「這都是很正常的。」

「我和你修過一樣的課，也學過怎麼告訴別人，他們的感受都是正常的。這一套對我沒有用。」我告訴他後，突然放聲大笑，然後淚流滿面。這樣的情緒釋放出乎我的意料，卻讓我輕鬆許多。

「我有些心理治療師朋友。如果妳需要，我可以給妳他們的電話。」他慈祥地對我說。

「我沒事，我保證。」我一邊擦乾眼淚，一邊感謝他花時間聽我說這些。

冬天過去，我照顧的幾位患者也跟著離開。你一定也感受過，某一天氣溫突然接近二十一度，陽光燦爛，鳥兒開始鳴叫，而你知道春天即將取代陰沉的冬天。就是在這樣完美的日子，我來到蘇頓高地上鎖的大門前，等著進去探訪。我注意到門上貼了一張色彩繽紛的傳單。

傳單上寫著「伊迪絲追思會」。小型的儀式會在蘇頓高地的花園舉行，並且放下一張紀念她的長椅。我快速檢查日期和時間，發現就是今天——事實上，此時此刻正在進行。我走向通往花園的門，安靜地加入人群，聽著約翰分享伊迪絲的故事。他捧著骨灰罈，說著他前幾個月都在旅行，到他們喜歡的地方撒下伊迪絲的骨灰。他看起來很快樂，我也為他感到開心。結束後，他也把一些骨灰撒在長椅上。

而後，我靜靜等著人們擁抱約翰，向他慰問致意，輕拍他的背。發現他注意到我，我就向他揮揮手。

「哈德莉，真高興妳也來了！」他高聲說。「我想打電話通知妳，但我不希望妳覺得我是瘋狂的老頭。」

「約翰，我怎麼可能認為你是那樣的人。」我向他保證。「你隨時都可以打電話給我。我應該早點告訴你的。」我擔心自己沒有向哀悼的患者家人表達足夠的善意和支持。

「不，不，不是那樣。我想和妳分享一個故事！我想，只有妳能理解，但妳也可能覺得我瘋了。」說這些話時，約翰的眼睛閃閃發光，我以前從沒看過這樣的他。他甚至站得更直了一點，看起來很有活力。

「我保證，我不會覺得你瘋了。」我承諾。至此，我不覺得還有什麼能讓我感到意外了。

「還記得伊迪絲認為臥室著火那件事嗎？」他問。

「當然，我怎麼忘得了。」我真誠地說。

「沒有人知道到底發生什麼事，可能是電線走火，但伊迪絲過世的幾個月後，臥室真的著火了。」他有些興奮地說。

我想，我一定是露出驚訝的表情。我花了幾分鐘才冷靜下來，問了我能想到最適當的問題：「你沒受傷吧？」

「我沒事，但那是因為我沒有把床搬回去。從妳把床搬到備用臥室裡後，我就一直睡在那兒。」約翰暫停片刻，才充滿信心地說：「伊迪絲都知道。」

我努力想著其他的可能性，卻想不到，只能緩緩地說：「我想是的。」

但是……她怎麼可能知道？

雖然投入安寧療護迄今，我看過許多令人困惑或驚訝的事物，但這個故事仍最令我費解，無法一笑置之。我相信有些人一定認為，伊迪絲預見這場火災只不過是巧合。但在我看來，發生這類巧合的機率也太低，無法僅以這兩個字來解釋。

和伊迪絲相處的經驗，讓我用全新的觀點來看待阿茲海默症的病人。我們很容易聚焦在患者已無法活在當下的事實，但我們鮮少思考：他們究竟在哪裡？我通常會形容他們的一腳還在現世，另一腳卻已踏到另一個世界。雖然無法證明，但我懷疑他們即便身體還在這裡，但有一部分已經深入生命結束後的下一個階段。我們很容易將他們看成幼兒，彷彿他們根本搞不清楚發生的事。然而，我認為事實絕非如此。伊迪絲和我照顧過的許多失智症患者都打破了這樣的觀點，做出許多科學或醫學無法解釋的事。

在伊迪絲發病許久，失去形成新記憶的認知能力後，怎麼會知道我的名字，更別提說出口呢？她如何具體知道火災會發生的地點？我用護理師的思考模式來檢視並治療許多患者，但護理師的思維無法解釋這些事。我相信醫學和科學，但經驗告訴我，雖然醫學和科學能給我們許多答案，卻也有解釋不了的事。至今，我仍無法解釋這些事發生的原因或方式，但事情就是發生了。

約翰告訴我火災的事不久後，我遇到琳達，也就是當我認為伊迪絲產生幻覺那晚，建議我將床搬開的護理師前輩。我告訴她這件事，她看起來一點也不意外。

「這類事常發生。」她只是聳肩回答我。「妳有把床移開真是太好了。」

Chapter 07

你不必獨自承擔

——瑞奇

我走向餐廳時，看見認識了很久的朋友們已經在露台的桌子坐好，正啜飲紅酒。那是個異常溫暖的一月天，但我還是很慶幸她們選靠近暖爐的位子。

「嗨，夥伴們。」我說著往茱莉對面、凱莉身邊的椅子一坐。

「我們正在聊工作的事。」茱莉說。

我點頭微笑。茱莉在零售業工作。我的另一位朋友凱莉則是房地產公司的接待人員。凱莉說了一個客戶辦理貸款失敗，遷怒於她的故事。此時，服務生送上我的紅酒，我們便一起舉杯。

茱莉接下話頭，傾身向前說：「我完全懂。前幾天才有個客人因為折價券失效而大發雷霆。更糟的是，我覺得每個走進來的客人都把我們的衣服弄得亂七八糟，害我根本沒時間做其他事。」

我一邊點頭，一邊吃著熟食冷肉盤裡的起司。

「妳呢，哈德莉？工作如何？」

我思考著該如何回答。有位患者在當天早上過世，我整個下午都在聽即將成為寡婦的照護者，哭訴一切都不在她的掌控中。這些似乎不適合當作朋友間快樂喝酒的話題，而我不常有機會享受這樣的時光。

「老樣子。」我聳肩說著，暗自希望自己也能分享工作的細節和感受，但我知道這只會破壞氣氛。我又往嘴裡塞了一塊起司，暗示我不想再說下去。

這樣的情況並不罕見，也不僅限於我的朋友。過去幾年來，我已經習慣不再分享工作上的事。我熱愛我的工作，事實上，儘管我經常目睹死亡，並經歷隨之而來的激烈情緒，但安寧療護工作讓我比以前更有活力。我似乎找到了人生的使命。儘管如此，我的工作還是讓其他人感到不舒服。

我很快便習慣每次在社交場合提到自己的工作，人們就會改變話題，久而久之，我也會主動這麼做。少數幾次繼續說下去的經驗，總是令我相當後悔。克里斯和我在某個節日曾經去參加慈善活動，有位醫師向我們搭話，詢問我們的工作。克里斯說，他是物理治療師。醫師轉向我，我告訴他，我是安寧療護護理師。

「哦。」他一邊搖晃手裡的飲料，一邊皺眉說：「真是令人沮喪的工作。」這句話可是從醫師口中說出來的。

「其實不會。」我微笑著回答。「我其實滿喜歡的。」

「妳喜歡死亡？」那位醫師打斷我。

我感覺到自己的臉漲紅，急忙解釋：「我的工作不只是關於死亡，還有其他層面。」

「嗯。」他回答，顯然一點也不感興趣。「好吧，很高興認識你們。」接著，他便轉過身去。我覺得十分難堪，很後悔自己為什麼不回答護理師就好。

對我的工作感到困惑的不只有陌生人。即便不斷解釋工作對我的意義，我的某些朋友和家人還是無法理解。在某次特別難受的對話中，我父親問我打算何時將成為「真正的護理師」。我反駁道，我就是個真正的護理師，他卻說：「真正的護理師應該努力拯救生命，而不是看著患者死亡。」

無論我多麼努力想把這段對話拋諸腦後，父親的話語還是在我腦中迴盪。幾天後的晚餐時間，克里斯的父母問我的工作狀況如何。心情低落的我，選擇和以往不同的回應方式。

「還可以。」我用敷衍的微笑回答。

克里斯看起來很意外，抗議道：「妳很愛妳的工作！」

「我知道。」我低頭看著餐盤，說道：「但有時候，我也會懷疑，或許我還是回到醫院工作比較好。」

「有人說哈德莉不是真正的護理師。」克里斯直白地告訴他父母。他想繼續說下去，但芭貝特打斷他。

她認真地看著我的雙眼，說：「哈德莉，妳的工作帶給妳快樂嗎？」

我聳肩回答：「對啊。」

「這才是真正重要的事。」芭貝特堅定地說，彷彿這件事不容再議。「生命短暫！如果妳的幸福不影響任何人，那麼，去他們的！他們在這件事上沒有發言權。」

時至今日，我仍把那一刻牢記心中。

茉莉和凱莉似乎沒有注意到我的閃躲，話題很快便轉向我們的感情狀態。

「布魯克斯和我終於選定婚禮場地了！」茉莉說。

我微笑著舒了一口氣，話題終於改變了。我開心地聽她描述所有婚宴場館的細節。

「妳們呢？好事近了嗎？」茉莉轉頭問我。

克里斯和我幾個月前一起去看了戒指，但他後來便不再提起這個話題。若說我沒有一點失望，那是在自欺欺人，但芭貝特病得很重，我知道我們應該把注意力放在她身上。

「我已經準備好了，就等妳！」凱莉開玩笑道。

「我也是！」我真心地說。

我們吃完東西，結了帳，約好下次要再聚。接著，我前往海邊，因為克里斯幫我從托兒所接了布羅迪，帶他到海邊玩，讓我能花些時間和朋友相處。一段距離外，我看見他們兩人在堆沙堡。風把我的頭髮吹到臉上，我暫停在原地，看著打上沙灘的海浪。我知道不久之後，就會有新的患者取代今天過世的患者，這樣的循環永無止境，就如同潮汐般容易預測。我不禁想，下一個患者會是什麼樣的人呢？

我很快就得到答案。新收治的患者在兩天後加入我的班表。我閱讀他的病歷記錄：瑞奇是五十八歲的男性，肝癌末期，由於前六個月有飲酒記錄，不符合器官移植的資格。妻子名叫莉莎，是主要照顧者。他們沒有子女，也沒有其他支援。病歷的最上方有張手寫的紙條，用紅筆圈起來：高自付額，慈善？下方則潦草地寫著：核可。

我鬆了一口氣。雖然聯邦醫療保險會負擔安寧療護的服務，但像瑞奇這樣未滿六十五歲的患者狀況就比較複雜了。有時候，私人保險公司會負擔全部的費用，但有時患者需要達到一定的自付額，這可能高達幾千美元。慈善核准的情況很罕見，大概占不到總患者的百分之一，意味著我的公司將會負擔所有保險公司不給付的費用。

我坐在辦公桌前閱讀瑞奇的文件時，聽見史蒂夫有特色的聲音。他一邊喊著，一邊繞過轉角，進入護理師的辦公室。我轉過身，對他露出笑容。他穿著白襯衫和黑色長褲，兩者都燙得筆挺。他把旁邊的椅子拉過來，塑膠輪子在地板上發出刺耳的摩擦聲。「芭貝特最近好嗎？我一直在為她禱告。」他問。

「體重還是一直掉。她在附近的醫院看腫瘤科，每隔幾個月也會去找安德森醫師。有時候我會覺得，他們兩個一直在推託，沒有人想負責。但你知道的，她是護理師，她說都在她的掌握中，所以我也不想僭越。」我回答。

「真的都在她的掌握中嗎？」史蒂夫問。

我停了一下。史蒂夫有某種特質，讓我能對他坦承。

我重重嘆了口氣，說：「我不知道。她看起來還好，但我注意到一些小狀況，像是她會忘記儲藏室的密碼。但我們不清楚這是癌症的關係，還是每個人都會遇到的狀況。我希望她能受到最好的照護，但又不想奪走她現在擁有的任何東西。」

史蒂夫把椅子移近一些，傾身說：「我問妳一個問題：假如妳不介入，最糟的狀況會是什麼？」

「她沒辦法得到最好的治療。」我回答，但不太確定他這個問題的目的。

「假如妳介入了，最糟的狀況會是什麼？」

「她可能會得到比較好的治療，但也可能不會。此外，她可能會覺得很受傷，因為我不讓她自己處理。」

「我想，妳已經知道該怎麼做了。」他說著安撫地拍拍我的手臂，才起身走向附近的流理台。

我嘆了口氣，點點頭，轉頭面對桌上堆積如山的收治文件。

「那是誰？」史蒂夫一邊倒咖啡，一邊指著文件問我。

「瑞奇。」我回答。「很可能就快要成為我的病人了。我剛看到他是無神論者，所以大概不需要牧師。不過，以防萬一，我還是會說你有提供服務。」

「我可以提供他們需要的任何支持。他們不想要的我就不提，可以嗎？」

我微笑著搖搖頭，說：「我知道，但我這麼說時，大部分的人都不會相信。他們覺得你會向他們噴灑聖水！」

「我甚至不會帶自己的飲用水，我發誓。等等，不，不能發誓。打勾勾好了。」史蒂夫笑著說，把小指伸向我。

我笑著和他打勾勾。

那天下午，我到了瑞奇家。一棟急需整修的拖車屋。我注意到鄰居男子叼著菸，盯著我看。我向他揮手，然後穿過雜草蔓生的院子，走向瑞奇家。途中，我不小心踩進一個隱蔽的小洞，忍不住驚叫出聲。那位鄰居爆出訕笑。我把腳抬出坑洞，繼續向前走，按了門鈴。

「壞了，甜心。」鄰居對我大喊。

我改成敲門，換來刺耳的狗吠聲。

「噓，馬克思，安靜。」我聽見緊閉的門後有人說。不久後，有個穿著黑色樸素洋裝的女子來開門。她看起來五十歲出頭，黑髮整齊塞在耳後。但當她低頭拉住馬克思的項圈時，髮絲還是落在她臉上。

「真抱歉。」馬克思開始冷靜下來時，她對我說。牠用力搖尾巴，這是黃金獵犬的招牌動作。

「我已經很習慣了。」我說。「我是哈德莉，很高興認識妳。」

「我是莉莎，很高興認識妳。瑞奇就在裡面。」

她帶我走進客廳。客廳裡有一張假皮革的沙發和咖啡几，上頭堆滿了雜誌、菸頭和各種外帶免洗餐具。老舊木箱上的箱型電視關了靜音，播著日間的競賽節目。電視正對面，瑞奇坐在白色躺椅上。他穿著白色襯衫和睡褲，在浮腫的腹部撐得很緊繃。這樣腫脹的狀況稱為「腹水」，是肝癌的典型病徵。

莉莎走過去，輕輕把瑞奇搖醒。他看起來有點困惑，直到看到我。「妳終於決定滿足我死前的夢想了嗎？」他問妻子。

他對於安寧療護如此感激，讓我有點感動，不過他的妻子顯然更懂他。她用嚴厲的口氣警告。「不准提！我是認真的，瑞奇。」

「妳替我安排專屬的脫衣秀？」他還是說出口了，然後放聲大笑。我的眼睛圓睜，不知道該如何回應。我低頭看著自己的穿著，是我固定的鬆垮藍色工作服和網球鞋。

「他腦袋不清楚了。」她很快地說，想要為他的無禮辯解。「這是疾病的一部分。」

我點點頭，決定無視瑞奇。一年前，我可能也會為這樣的行為找藉口，但現在的我已經不見怪了。

「我需要對你進行評估，看看是否符合安寧療護的標準，這樣可以嗎？」我問。

「當然。我們需要幫助，我們真的很感激妳。」莉莎搶在瑞奇之前回答，不讓他有開口的機會。我把工作包放下，拿出平板電腦。

「好的，第一個問題：可以告訴我你的名字嗎？」

「瑞奇．布希。妳看不出來嗎？我看起來長得和他一模一樣。」瑞奇扮著鬼臉說。

「我這裡看到的姓氏不是布希。」我說。

「啊，妳這個人怎麼一點幽默感都沒有！」他嘆了口氣。「這種問題我很熟了，我才剛出院。我的名字是瑞奇，現在是一月。妳還需要知道什麼？」

我在代表「自我」和「時間」的欄位打勾，但還需要知道他是否具有「地點」的意識。

「你知道自己在哪裡嗎？」

「知道，地獄。」他平板地說，接著伸手到旁邊的桌上，拿起一罐冰涼的百威淡啤。「我在家裡。」他嘆著氣說。「這是我太太莉莎，那是我的狗馬克思，這是讓我淪落至此的原因。」他舉起酒瓶，彷彿在乾杯，然後才仰頭一飲而盡。

我在「地點」的欄位打勾，代表他很清楚自己身在何處。我拿出筆型手電筒，開始生理檢查的程序。我習慣從身體最上方，也就是頭部開始，然後一路往下到腳趾，才不會錯過任何部位。我靠近瑞奇，注意到他的眼白呈現黃色，顯示肝癌已發展至末期。一路往下檢查，我發現他的手臂很細，手臂的皮膚鬆垮，意味著他曾經肌肉結實，真是令人感嘆。

「你以前的職業是什麼？」我想說點什麼來填補空白。

「建築。」

「我想，附近應該生意不錯。每轉一個彎好像都會看到新的建築工地。」

「每個人都想要海灘這塊大餅。」他說。「莉莎和我搬來這裡時，這裡還是個小漁村呢。當時什麼也沒有，我們才買得起這房子。鎮上每個開發商都想和我買，但我都拒絕了，因為如果我用他們開的幾十萬把這裡給賣了，我又能上哪去？其他地方都比這裡貴多了。」

「他們想把我們趕出去，瑞奇，這是他們的計畫。」莉莎從旁邊的廚房大喊。「他們不喜歡我們這種垃圾。」

「妳可別讓人把我們家拿走了，莉莎，聽到了嗎？」

「那我要把這裡給誰？我們可沒有小孩或其他家人。」

「給她啊。」他說著，用拿著啤酒罐的手指著我。我從工作包裡拿出量尺。莉莎翻白眼，很顯然他們常常為了這件事吵架，卻沒有合理的解方。

「我想，你的鄰居可能會不開心。」我說著露出笑容，示意我在開玩笑。

「他誰都不喜歡。」瑞奇說著，又開始喝第二罐啤酒。很顯然，莉莎是趁我翻工作包時拿給他的。

我告辭到屋外打給庫瑪醫師，詢問他是否批准收治瑞奇。還好那位鄰居已經不在門口了。

「我在開車，沒辦法看資料，妳說給我聽吧。」庫瑪醫師接起電話說。

「沒問題。其實這個病歷很清楚。」

我大致和他報告了瑞奇的狀況。提到腹水時，庫瑪醫師打斷我。「狀況有多嚴重？」

我瀏覽到表單的對應部分，才發現我當時因為和瑞奇與莉莎對話而分心，忘了量他的腹圍。我的臉漲得通紅，說：「真抱歉，我忘了量。我現在立刻去量再回報。」

庫瑪醫師打斷我。「哈德莉，我知道妳是個好護理師。沒關係的，我們是隊友，形容給我聽吧。」

我開口想說話，但腦中一片空白，內心恐慌不已，因為我想不出該如何以醫學術語或專業的方式來描述瑞奇的腹部。「我……我不知道。我真的可以馬上回去量，兩分鐘後再打給你。」

「他看起來就像懷孕了嗎？」庫瑪醫師問。這和我的想法不謀而合，但我覺得不夠專業，不願意這麼說。

「是的，大約懷孕九個月。」

「從那些檢驗數據和妳的評估聽起來，他大概沒剩多少時間了。收治他，請轉達我的慰問。」庫瑪醫師說。

我答應他，掛掉電話，深深吸一口氣，才回到瑞奇和莉莎的家裡。

「我們的醫師同意收治。」我對他們夫妻倆說。馬克思似乎聽懂我說的話，走到瑞奇身邊，把頭靠在他的大腿上。

「為了快死的我乾杯吧！」瑞奇說著，把剩下的酒一飲而盡。

星期六早上，我在陽光從窗戶灑落時醒來。我檢查手機，發現凱莉傳訊息問我要不要做指甲。我那個星期過得很辛苦，只想躺在沙發上好好看看電視實境節目。這些精心設計的戲劇性橋段，總是能讓我忘記生活中發生的一切。「今天不行，下次一定！」我如此回覆。我有八個小時能紓壓，再來就要參加朋友的生日派對，然後是到克里斯父母家共進晚餐。

看了幾個節目，包裝好朋友的生日禮物後，我開始為晚上的活動做準備。雖然外頭還頗有涼意，我還是穿上牛仔褲和粉紅色背心。克里斯的父母總是讓室內保持溫暖（但即便如此，芭貝特似乎隨時都在發抖）。我套上毛糙的老舊灰色毛衣，看看鏡子裡的自己。說不上光鮮亮麗，但還過得去。

克里斯一走進房裡，就忙不迭地先讚美我，說我看起來很美。他看起來比平常更好看，不過他總會為了陪我見朋友而特別打扮，這點讓我心懷感激。

我們在派對待了一個多小時，才告別前往克里斯的父母家。停好車後，克里斯拿出手機，說：「該死，他們還在超市沒有回來。」他朝著父母公寓外的海岸觀景台一指，問道：「要到那裡散個步嗎？」

「好啊！」我同意。太陽才剛要下山，正是完美的時機。

我們手牽著手，走到觀景台上。那裡綁著一艘美麗的帆船，隨著波浪起伏。克里斯帶我走到船上。

「我們不能這樣。」我輕聲對他笑著說。

他轉向我，而我聽見船長說：「克里斯與哈德莉，歡迎登船！」

我們在海灣繞了一小段後，停靠在我們最喜歡的隱蔽沙灘。突然間，我意識到凱莉那天早上為什麼要約我去做指甲。我的笑容幾乎要咧到耳朵了。我細細品味每一分每一秒，等待著那一刻來臨。

我們下了船，沿著沙灘走到礁岩區。我們爬上以前爬過無數次的岩石，克里斯單膝跪下，說：「哈德莉，如果能與妳和布羅迪共度餘生，會是我最大的榮幸。妳願意嫁給我嗎？」他對著我微笑。

「我願意！」我毫不猶豫地回答。我們暫時沉浸在這份幸福中，隨後回到船上。太陽早已下山，但我還是能從克里斯閃閃發亮的眼中，看出這個晚上才剛開始。

「還有個驚喜。」他握著我的手說。我們停在路易西安納小物餐廳這間海濱餐廳，和船長道別。不過，晚餐並不是驚喜。

我們一走進餐廳大門，就聽到許多人大聲道賀。「恭喜！」我看了一圈，發現我們的家人和朋友都到場了。我的嘴巴閉不起來，連忙和每個人擁抱。最令我震驚的是，我的母親也來了！

「什麼？我才剛和妳通電話！妳不是在德州嗎？妳都知道？」我問。

「我撒謊了。」我的母親流著眼淚說。「克里斯已經規劃很久了，我真替你們感到開心。」

我走向芭貝特。她一邊欣賞我的戒指，一邊說她真為我們開心。「我知道現在問這個還太早，但你們有理想的日期了嗎？」她問。

我聳聳肩，說：「我是說，我一輩子都夢想著自己的婚禮。我可能會想要花很多時間來規劃，或許明年吧。」我沒有想到芭貝特所剩不多的時間。

「聽起來真是棒極了。」芭貝特真心地說。

不久後，我感覺到克里斯的手搭上我的肩膀。他遞給我一杯香檳，我們聽了幾位親友發言，為我們的未來致上祝福，其中也包含他的父母。每個人結束時，我們都舉杯喊著：「乾杯！」

星期一早上，我疲憊萬分但心情愉快，週末預期之外的慶祝還餘韻未消。我為自己倒了咖啡，一邊聽著手機擴音播放的晨會。我的同事們匯報最新狀況時，我靠著流理台，欣賞著手指上閃亮的新戒指。我以前從不佩戴首飾，但我興奮地決定要習慣這個戒指。

「我探視了瑞奇好幾次。」週末值班的護理師珍娜說著。我豎起耳朵，該是認真聽的時候了。「他很不好過，疼痛狀況嚴重，而且意識有點混亂。他的妻子承受不了，說希望他能全套急救。」我皺起眉頭。「全套急救」的意思是，假如瑞奇的呼吸停止，那麼我們不能宣告死亡時間，反而必須打電話叫救護車，並施行心肺復甦術。不過，莉莎和瑞奇在收治時都已經簽署文件，同意放棄急救。然而，聽起來莉莎想要更多。我暗自決定，今天早上第一個就去他們家。

到達瑞奇家時，那位鄰居又在門口。我對他微笑招手。

「瑞奇要死了嗎？」鄰居對我喊道。

我雖然很想要假裝沒聽見，但這是不可能的。「我不能分享任何醫療相關資訊，這違反法律。」我回答。

「我違反過很多法律。」他回嘴。「從來沒被抓過。」

「是喔，但我家裡有小孩，所以得保住飯碗，不能被關。」我不知道自己為什麼要對這個陌生人這麼誠實，也不確定自己為什麼要繼續說下去。「祝你有愉快的一天。」我說著敲了瑞奇的門。

這次，莉莎看起來不如以往冷靜自持。馬克思從她身後衝出來，闖到我身後。「被車撞吧，我不在乎！」莉莎在牠背後叫著。我知道她已經瀕臨極限。

「馬克思！零食！」我喊著。這個神奇的字眼讓牠蹦蹦跳跳地回來，搖著尾巴等待牠的獎勵。我拍拍牠的頭，拿出還沒吃的早餐點心棒。在餵食之前，我看了莉莎一眼，尋求她的同意。她點點頭。

「謝謝妳。」她一說完，便放聲大哭。我很快地把門關上，以免馬克思又跑出去。

「我聽說這個週末很不好過。我們有一些選項。」

「其他護理師告訴我了，我的答案還是不要。不要安養中心，不要志工，不要死掉。我還沒準備好。」她抗議道。

「好吧，那這個如何。」我說。「去洗個澡，打理一下，我會待在這裡替瑞奇檢查。妳慢慢來。」

「好的。」她慢慢放鬆下來。「好的。」她向臥室走去，而我則轉向躺在瑞奇的躺椅附近的馬克思。

「為了媽媽，當個好孩子，好嗎？」我對馬克思說。馬克思抬頭看著瑞奇，似乎尋求他的建議，但瑞奇睡得很熟。我聽見浴室的水聲，於是輕碰瑞奇的手臂，想把他叫醒。他沒有醒來，我接著輕喚他的名字。我不想要嚇到他，但我輕輕搖晃他時，馬克思突然對我大聲吠叫，還是把瑞奇驚醒了。

「怎、怎麼了？」瑞奇慌張地說。

「嗨，是我，哈德莉！」

「喔，對，我認得妳。」他說著又躺回椅子上。

「我可以問你一些問題嗎？」

「喔，說吧。」他閉著眼睛回答。

在我看來，瑞奇的狀況似乎還可以，但按照規定，我還是得問一些問題，確認他的神智是否清楚。

「可以告訴我你的名字嗎？」

「這是個蠢問題。下一題。」他說。他平常就習慣這麼說，所以我決定先繼續問下去，等等再回來。

「可以告訴我你現在人在哪裡嗎？」

「喔，德州的梅西亞。」

我從平板電腦抬起頭，想看看瑞奇是否在開玩笑，但他看起來很認真。我們當然不在梅西亞，而且我們離德州可遠了。

「你知道現在是哪一年嗎？」

「一九七七。」他回答，彷彿那是再簡單不過的事實。「我的奶奶說，我得動作快一點。」

「真的嗎？你要去哪裡？」

「我不太清楚。但對像奶奶那樣的人，你只能聽她的，不能質疑，不能多問。」他回答。

「有道理。你剛剛看見她了，還是聽見她的聲音？」

「真是奇怪的問題。她就在那裡啊。」他說著，用大拇指朝椅子左邊一指。「還有其他問題嗎？我可以繼續睡了嗎？」

「我都問完了。」我說。當我結束狀態評估，把平板電腦闔上時，莉莎剛好走回房裡，整個人看來煥然一新。我對她微笑，請她移步到別的地方和我聊聊，讓瑞奇好好睡個覺。她點點頭，帶我走到有遮陽的後陽台，我們可以隔著窗戶觀察瑞奇的狀況。

「所以說，他看見他過世的奶奶了。」

「是的，還有他過世的父母。」她說著點了一根菸，也遞了一根給我。我拒絕了。

「妳有什麼想法？」

「醫生告訴我們，他可能會神智混亂。」她深深吸了一口菸回答。

「我想讓妳知道，我和妳一樣不喜歡這樣的對話，但是看見逝世的親人或是混亂的狀況加劇，都代表他的病情惡化。」我停了一下，又盡可能地用最溫柔的語氣說下去。「我聽說，妳希望我們在他離開時施行急救。我們可以這麼做，但我想確認那是妳真正想要的。」

莉莎長嘆一聲，不願直視我的雙眼。她又吸了一口菸，說：「我不希望我的丈夫死去。」

「我知道。」我停了下來，思考該如何處理接下來的對話。我回想起自己和史蒂夫談過的內容。「假如他很快就離開，妳認為怎樣算是善終？」

這次，莉莎直盯著我的眼睛回答：「我不知道。緊緊握著他的手，告訴他我愛他。」

「我非常認同。」我說。「我希望妳知道，如果選擇搶救到底，我就得叫救護車，並且立刻開始心肺復甦術。救護車會把他載到醫院，而他活著走出來的機率微乎其微。不能說是零，但是接近於零。」

「喔。」莉莎低聲說。

我透過玻璃窗看著瑞奇，他還是熟睡著，馬克思趴在他身邊。「妳不需要現在就做決定，但或許可以好好想一想。我會幫助妳，但我不想僭越。」

「我不習慣做決定。我覺得自己好像一生都沒有做過什麼決定。瑞奇和我很小就在一起了，他總是替我們做決定。然後他生病了，我們就像牲口那樣被趕來趕去。在這做檢查，去看那個醫師，到其他城市看其他醫師之類的。」

莉莎一邊說，我一邊點頭。這聽起來和芭貝特的情形很類似。莉莎並不知道，我對她的處境多麼能感同身受。

「好吧，請好好想想。」我建議她。

莉莎點點頭，我們又回到屋內。我和瑞奇道別時，他仍在沉睡。我搔了搔馬克思的耳朵才離開。

大約晚上七點，我正在攪拌爐子上的義大利麵醬時，電話聲響起。我把湯匙放下，接起電話。

「你好，我是值班護理師。」

「嗨，我是瑞奇的太太莉莎。呃，我覺得他快死了。」

我把電話換到另外一隻手，說：「嗨，莉莎，我是哈德莉，我盡快過去。」

「喔，感謝老天。」她說，我可以聽出她鬆了一口氣。

我把電話掛掉後，不到五分鐘就走出大門，一邊回頭對克里斯大聲交代煮晚餐的指令。

大約半個小時後，我當天第二次到達瑞奇家門口。我小心地通過草地，生怕不小心又踩進洞裡。門半掩著，所以我一邊敲門，一邊探頭張望，但客廳裡不見人影。

「莉莎，我是哈德莉，我來了！」我大喊。莉莎從走廊那頭出現，招手示意我到他們的臥室。瑞奇躺在床上，呼吸聲沉重又刺耳。馬克思躺在他身旁，發出嗚嗚的叫聲。

「他服用嗎啡了嗎？」我問。

「是的，幾分鐘前剛吃。我每隔幾小時就給他一顆。」

「妳做得非常好。」我安撫她。「他會希望我們如何幫助他感到更舒服呢？有些人會選擇禱告，有些人喜歡薰香或蠟燭，有些人則偏好音樂。」

「呃……他認為人死了以後，一切都會變成黑暗，所以不需要禱告。我們家也沒有蠟燭。」

「那音樂呢？」我問。

「鄉村音樂。」她深情地看著丈夫說。「他喜歡鄉村音樂。」她打開床頭櫃上的老舊鬧鐘收音機，轉到當代鄉村精選頻道。

我說：「莉莎，時候快到了。妳希望我在他過世時做心肺復甦嗎？」

她不理我，牽起丈夫的手，跟著收音機的音樂哼唱。我看著她撥開他凌亂的髮絲，傾訴無盡愛意。聽到他的呼吸慢下來時，我的心跳開始加速。我知道他很快就會停止呼吸，但我還不確定莉莎希望我怎麼做。假如她希望急救，那我就得立刻開始心肺復甦術。

「親愛的，假如有來生，你能給我一些徵象嗎？」她對他說。我看著他又微弱地呼吸一次。有時候，我們很難確定哪一次會是最後一口氣，但有時卻很明顯。我知道，這是瑞奇最後一次呼吸了。

「莉莎。」我謹慎地說。

「不，什麼也別做。」她握著他的手說。我沒有動。

那一瞬間，收音機裡的主持人宣告：「有人為一位特別的聽眾提出了特別的請求。」接著播出了一名鄉村歌手粗啞的歌聲。

「藍迪．崔維斯。」莉莎說。「這是我們婚禮時共舞的歌。」

我覺得背脊發涼。

「〈Forever After All〉，他選了這首歌當我們婚禮時共舞的音樂。」莉莎安靜了幾秒鐘，又說：「如果另一半已經死了，要怎麼永遠呢？」她站起身來，用袖子擦去鼻涕。「妳可以請人來接他了，我會在陽台上。」

她的反應讓我嚇了一跳。她一離開，我馬上開始執行該有的程序，包含檢查心跳、清理身體，以及聯絡葬儀社。馬克思的頭始終枕在瑞奇的腿上。

很快地，外頭有人敲門。我招呼葬儀社的員工戴夫和山姆，我在前幾位患者過世時就與他們合作過。莉莎聽見他們的聲音，也回到屋裡，陪我們一起進臥室。她面無表情，看起來一點情緒都沒有。

準備好輪床後，戴夫上前搬動瑞奇的身體，但很快地退開。馬克思跳到瑞奇身上，發出低吼。我從沒看過馬克思低吼。牠似乎也知道發生了什麼事。

「馬克思！」莉莎大叫，然後抓住牠的頸圈，把牠拖出房間。戴夫和山姆把瑞奇搬到輪床上，蓋上床單，推到屋外。我走回臥室檢查床單。有時在搬動患者後，會留下讓人難受的汙漬，所以我總是在離開前把床單丟進洗衣機。馬克思已經回到床上，一邊喘氣，一邊嗚咽，彷彿正在哭泣。床單看起來很乾淨，所以我沒有洗，而是輕拍馬克思的頭，徒勞無功地想要安撫牠。幾分鐘後，我去向莉莎道別。她在後陽台上抽菸。我把門關上，不確定要說什麼。

「我一向不喜歡喝酒。」莉莎說。「但是如果有人升官，或是有婚禮，或是其他重要的事，我們就覺得自己非喝不可。」

我坐了下來，讓她知道我願意聽，而且一點也不趕時間。

「我想，我們有很多值得慶祝的事吧。」

「這聽起來很棒。」我試探性地說。

「的確是，但卻也造成真正的問題。現在，就是這個問題讓我在五十幾歲時孤單無依。我從未孤單一人。我該怎麼辦？」她問。我不知道該怎麼回答。

「呃，我們有個每週的聚會。」我說。我看著前方原野上的樹木在微風中輕輕搖擺。

莉莎無力地笑著看我，說：「妳是個好人。別像我們這樣搞砸自己的人生。」她把菸給熄掉。

「我很珍惜照顧瑞奇的這段時間。妳把他照顧得很好。我是說真的。」

莉莎微笑著回答：「謝謝。我想，該道別了。」

「我覺得是該說再見了。」我決定再試一次。我告訴她，史蒂夫每週都會舉辦幫助死者家屬哀悼的聚會，也會持續陪伴她一年。

「謝謝妳做的一切，哈德莉。再見了。」

我收到她的暗示，收拾東西，向她揮手道別，然後拍了拍馬克思的頭。

開了四十分鐘的車回到家，我精疲力竭地爬上床。和莉莎道別的方式讓我有些不安。我拿起手機，想傳訊息給她。這並沒有違反規矩，但也不是我們一般會做的事。

「想到妳，明天打給妳。」我輸入這些字，按下送出。我看著送出成功的字樣出現，才把手機放下充電，準備入睡。

隔天早上醒來時，我檢查手機，但沒有收到回應。我走進客廳，看見布羅迪坐在地上開心地玩著玩具卡車，克里斯則在喝咖啡。

「嘿，我在想，要邀請史蒂夫為我們證婚嗎？」克里斯問我。我已經上網看了證婚人的推薦名單，但沒有找到特別合適的。我覺得能找到我們都熟悉的人來證婚，聽起來很棒。「那樣最好！」我說著俯身親吻布羅迪的頭頂。「我會在今天的晨會問他的。」

那天早上的每週近況匯報會議，我是最早到場的。這個會議每個部門都必須參加，討論每個患者的狀況。我才剛坐下，史蒂夫就繞過轉角，向我溫暖地打招呼。「嗨！」

說曹操，曹操到。「嗨！」我輕快地說。「克里斯和我在討論，能否有榮幸請你為我們證婚呢？你願意嗎？」

「這會是我的榮幸。」他對我微笑。

其他同事進場時，我用嘴形向他道謝。我們會按照姓名的字母順序來討論患者病情，代表我是第一個。報告進行到一半，我們的櫃檯人員打斷會議。她以前不曾這樣做。

「崔維斯。」她用拇指和小指做出電話的手勢，示意他有電話。「緊急狀況。」崔維斯走出房間，我則繼續報告。

崔維斯回來時，一手搭上史蒂夫的肩膀，示意他一起離開。我很困惑，但還是努力專心聽同事報告某位患者急速惡化，家庭需要更多支援。

接下來三個患者的近況報告過程，崔維斯和史蒂夫都還沒回來。但史蒂夫最終又走進會議室，說：「抱歉打斷大家，哈德莉，請妳來一下。」我在眾目睽睽下站起身，走到門外，關上沉重的大門，不確定是什麼情況。

「哈德莉，是瑞奇的事。」史蒂夫說。我立刻在內心重播昨晚的一切，擔心不知道是哪個環節出了問題；但我怎麼想都想不到。瑞奇的死亡很平靜，他的妻子沒有要求急救，而我也看著葬儀社把他帶走。我也完成了所有的表格記錄，昨晚已經送出。

「妳認識他的妻子莉莎嗎？」史蒂夫問。

喔，不，我心想，是因為我昨晚傳訊息給她嗎？或許我不能這麼做。

「是的，我昨天傳訊息給她，讓她知道有人關心她。」我解釋道。

崔維斯和史蒂夫互看一眼，顯然不知道我在說什麼，然後史蒂夫對我說：「哈德莉，莉莎昨晚自殺了。警察認為，是妳離開後馬上發生的。」

我過了很久才聽懂他在說什麼，但我無法相信。我可以感覺到他們都看著我，但我只能不斷地搖頭。大約一分鐘過去，我看著史蒂夫說：「我應該要知道的。我應該要做點什麼。這都是我的錯。」

「她有說過她想自殺嗎？」崔維斯問。

「沒有。但我是最後一個見到她的人。我應該要知道的，對吧？」我狂亂地問。

史蒂夫對崔維斯使眼色，暗示由他來處理。他把手放在我的肩膀上，對崔維斯說：「我們需要一點時間，今天請其他護理師照顧她的病人。」

崔維斯一走，我就轉向史蒂夫，懇求道：「我要去他們家。她沒有死。他搞錯了。」

史蒂夫嘆了口氣，說：「我有個更好的點子，陪我去一個地方吧。」

我挫敗地點點頭，跟著他來到他的車子。開了大約十分鐘，我們轉進某條老舊的泥土路，我意識到我們的目的地是哪裡。史蒂夫停好車，關掉引擎。

「來嗎？」他說。

雖然不知道我們來這裡做什麼，但我同意了。天空一片雲也沒有，我們向前走時，我的白色球鞋揚起一片沙塵。我很小心不踩到任何墓碑。史蒂夫帶我走到一張樹蔭下的水泥長椅，我們並肩坐下。我知道我們在哪裡，但我不想看那個墓碑。我覺得自己今天沒有資格探訪卡爾和安娜的墳。

過了一陣子，史蒂夫才說：「前陣子，我和卡爾的太太約在這裡禱告。」

我看著他，我不知道他們至今保持聯絡。

「我環顧四周時，注意到一件事，我想妳也該看看——這些墓碑。」

我看著墓園，看到許多我照顧過的患者的墓碑對著我。「這麼多我愛的人。」我說著流下淚來。

「真的很多，哈德莉。」史蒂夫說。「這麼多人都是在妳的協助下平靜地離開。這是很沉重的負擔，我想，妳或許該和諮商師談談了。並不是因為妳有什麼問題，而是因為妳是個很好的護理師，我不希望看到妳情緒崩潰。」

「我現在覺得自己是史上最糟的護理師。」我告訴他。

史蒂夫擁抱我，說：「孩子，我知道，但明天會感覺比較好的，好嗎？」

「我不確定。」我回答。

Chapter 08

有些友情不會消逝
——莉莉

我不想要自己需要別人幫助，我只想隔絕自己的情緒，什麼都不去感受。我希望能成為最理想的未婚妻，握著克里斯的手，幫助他度過芭貝特病情的痛苦；我希望能成為寵愛兒子的母親，為布羅迪的全班同學做出值得拍照上傳的可愛點心；我希望能成為最好的朋友，記得每個好友的生日；我也希望能成為最優秀的專職護理師，能用熟練的技巧輕鬆地照顧所有病人。

我在瑞奇和莉莎死後幾週，第一次和史蒂夫推薦的心理師見面。我試著如此塑造自己的形象，但她一點也不買帳，而這讓我覺得很不自在。我本來只計畫看她一兩次，處理好讓我淪落至此的單一事件。但很顯然，她有別的規劃。

她用這個問句開啟我們的第一次晤談。「妳和父母親的關係如何？」

「我的母親很棒，但她現在住在德州，我們不太有機會見面。我的父親……」我說不下去，看著窗外樹上的一隻藍鳥，短暫地想起卡爾先生。我繼續說：「這很複雜。我的父母在我十七歲時離婚，我有好幾年沒和父親說話，後來才終於和解。不過，我還是希望自己的童年有所不同。」

「怎麼說呢？」心理師問。

該怎麼總結你的童年呢？有時幸，有時傷，我想大部分的人都是如此。我聳聳肩。

「我父母應該更早一點離婚的。他們吵得很凶。但是很多人都離婚，這很正常。」

「假如要用一到十分來評斷妳父母的爭吵，十是最糟的，妳會給幾分？」

「十分。」我立刻回答。

「這並不正常。」她目不轉睛地看著我。我在位子上扭動。「談到這個，妳和未婚夫的關係如何？」

「很好！我們當然也會吵架，但他是個很好的人。我終於不再覺得自己是單親媽媽了。他的母親病得很重，所以我們花了很多時間陪他的家人。」

「妳對此有什麼感受？」

我一點都不喜歡這麼脆弱的感覺。我想要逃跑，卻還是坐在原地，努力控制自己。我誠實地回答：「這不好受。我愛我的未婚夫，也愛他的家人。我很感激他們，他們接納了我和我的兒子。但等待某人死去的過程很痛苦，就像是我們把自己的人生按下暫停鍵，壓力很大。但光是出現這些想法，就讓我覺得自己是個很糟糕的人。畢竟，克里斯和他的家人們承受了這麼多，而且我也很愛芭貝特。」我停頓片刻才繼續說：「我是安寧療護護理師。我看著許多家庭照護他們深愛的人，並且承受失去的痛苦。我知道這很難，我知道對參與其中的每個人來說都帶來很大的壓力和痛苦。不過，如果發生在自己家人身上，還是格外難受。」

心理師點點頭，問：「妳和未婚夫會因此爭吵嗎？」

我茫然地看著她。

「我想，我們能假定妳沒有學過如何爭吵。」她一邊說，一邊在筆記本上寫字。

「不好意思？」

「妳沒有健康模範，告訴妳如何在一段感情中表達不同想法，對吧？」

我只能點點頭。我沒料到話題會朝這個方向發展。

「我們可以好好處理這個部分，沒關係的。我知道是安寧療護工作讓妳來諮商，但我認為應該從整體來治療，而不是處理單一部分。」

我鬆了一口氣。聽到她已有規劃，讓我放心不少。

下次到診間時，我更放鬆了。

「我們今天要來談自殺。」她直白地說。

我的自信心煙消雲散，緊張地吞了口口水，伸手拿我的水瓶。對於莉莎的死，我滿心自責。無論多麼努力轉移注意力，我都覺得彷彿有一隻大象隨時壓在我的胸口。雖然沒有人因為這件事指責我，我卻覺得所有同事一定都認為我是個糟糕的護理師，竟沒能預防悲劇發生。

「妳上週說，妳覺得自己必須為此負責。」心理師說。

我點點頭，回答：「假如我留下來，就能阻止她。我應該留下的。」

心理師靠在椅背上，揚起眉毛，問：「妳覺得妳有那樣的能力嗎？」

我質疑地盯著她。

「妳難道不覺得，無論妳待到多晚，她都會在妳離開時這麼做？」

我慢慢消化這句話。她或許是對的，但我總覺得自己還是能多做點什麼。

「妳是否錯失了什麼警示，否則可能會待久一點？」她問。

「我不知道，但我認為一定有。」

「聽著，每個人都有後見之明。」心理師向我傾身，直視我的雙眼。「假如我現在透露出一些警訊，顯示我可能馬上會做出一些傷害自己的事，妳會離開嗎？」

我立刻回答：「當然不會！」

「那麼，這告訴我，妳完全不知道她打算做什麼。假如妳知道，一定會留下來。妳沒有做錯任何事，而我相信，她一定也不希望妳這麼自責。」

聽到這些話，我覺得內心彷彿得到拯救。積壓已久的重擔開始減輕，或許不是整隻大象都走了，但至少抬起了一、兩隻象腿。

「現在，來談談別的事吧。」她說。我們的諮商繼續進行下去。

隔天早上，我走進辦公室時，覺得內心輕鬆了一些。「嗨！」我和我們的志工威爾打招呼。他是聖誕節那天待在伊莉莎白床邊的人。他不時會到辦公室露個臉，通常是來接受電腦訓練，或是處理其他行政程序。

「哇，哈囉。」他說。「我聽說瑞奇和他妻子的事了。真的很遺憾。」他溫柔地凝視著我。

「我也覺得。我以為工作最困難的部分，會是照顧和我年紀差不多，或是比我年輕的患者。但這也很難受。」

威爾點點頭。我們沉默了幾秒鐘，似乎感受著這樣的痛苦。而後，他說：「我想，我最近晚上會比較常看到妳，對吧？」

我困惑地看著他。威爾意識到我還不知道這件事，揚起眉毛告訴我。「一位值班護理師請了家庭照護假，她的孫子剛出生。另一位剛剛遞出辭呈。」

我哀嘆一聲。我已經每週一到五，從早上八點工作到下午五點，再去學校接布羅迪，回家做晚餐，送他上床，還要花好幾個小時處理行政表格和文件，才終於不小心睡著，通常都是精疲力竭地癱在沙發上。上次會議時，我們才得知，或許不久就能雇用一位新的護理師，但暫時就只有三個全職護理師排班，要設法照顧五十位病人。現在兩位夜班護理師已離職，看來我們三個晚上也得輪班了。

我希望崔維斯能提出待命的替代方案，但很顯然，他沒這個打算。

「所以，我們很快就沒有待命的護理師了。」崔維斯用這句話開始這週的會議。我們面面相覷。我在椅子上不安地挪動身體。「我們已經公告職缺，但目前沒有人表示有興趣。」他又說。

「那麼，我們應該暫時不會收治新的病人，對吧？」珍娜打斷他。

「不盡然。」崔維斯回答。「資方還是希望我們繼續收治患者和輪班。」

「讓我搞清楚這個狀況。你要我們每天都沒有午休地拚命工作，每天晚上回家還要花好幾個小時處理文書，然後每三天就有一天晚上不能睡覺？我一點也不喜歡這樣。我有很多患者要看，而這場會議大可用一封電子郵件解決。」珍娜語畢，拍桌子站起身，收拾東西，轉身離開。亞曼達和我震驚地四目相對。我暗自希望自己也有珍娜的氣魄，但我永遠不可能像她那樣質疑權威，至少絕不可能公然大聲挑戰。

「現在就先過一晚，算一晚吧。」崔維斯說。「哈德莉，今晚排妳。」

我點點頭，覺得自己別無選擇，同時也知道病人很需要我們的照顧。下午五點離開辦公室前，我打電話給克里斯，心懷感恩地聽見他願意照顧布羅迪。

「不過，他們最好有幫妳加薪。」他說。

「一小時兩美元。」我們一小時拿兩塊錢，就等著電話響起。如果真的出勤，則按照平常的時薪計算。雖然等電話響不需要什麼心力，但你的生命處在等待的狀態，隨時必須做好準備，一接到通知就必須衝出門。

「這合法嗎？」克里斯吃驚地問。

「你知道我不能冒著丟掉飯碗的風險挺身而出。」我說。

「妳待命時都不能睡覺。我不希望妳太常這樣做。」

「我知道，值班待命讓我很焦慮。」我承認。「我總是擔心自己沒聽到電話聲，然後被開除。」雖然看不見克里斯，但他的擔憂透過電話傳到我耳邊。

「我會沒事的！」我很快地補充，希望自己保持樂觀。「我是說，反正我也別無選擇啊。」

回到家，我第一百萬遍檢查自己的手機，覺得自己的焦慮逐漸蔓延，生怕錯過任何一通電話。我做晚餐和幫布羅迪洗澡時，手機都沒響。我在處理病歷表格，克里斯在我身旁的沙發上看新聞時，手機也沒響。

「妳有想過要找幾個伴娘嗎？」克里斯問。

「嗯……我想我至少有五個定期聯絡的朋友，而薩默會是我的首席伴娘。你呢？」

「我想要找六個。漢娜呢？妳似乎和她感情不錯。」

漢娜確實是我交情很久的朋友，我們一起經歷很多事。但她在幾年前搬到別的州，而隨著各自的生活變得越來越忙亂，我們不太有機會聊天敘舊。我覺得自己和她的人生已經完全脫節。「她搬家以後，我們就沒再說過話。」我回答道。

「是喔。但妳們一起經歷了很多，妳應該考慮一下。」

我聳聳肩，說：「我們現在不太往來了。」

我又一次檢查手機，什麼都沒有。當我繼續整理病歷時，思緒卻不斷飄向漢娜，以及是否該邀她擔任我的伴娘。我們十四歲時就是朋友，而高中好友泰勒・霍根的死更加深了我們之間的羈絆。然而，克里斯說的是當我懷布羅迪時，和她相處的那段時光。我的許多朋友們都選擇疏遠我，但漢娜卻沒有拋下我。她每天打電話關心我的近況，雖然我堅持不需要，仍努力加班為我買嬰兒的衣服。她幫我母親舉辦迎接新生兒的派對。我相信，她為了確保每個人都到場支持我，花了好一番功夫。

不過，她和交往已久的男友搬到北卡羅萊納州，我們從那之後就幾乎斷了聯繫。我很忙碌，而從社群平台的內容來看，她應該也很忙碌。當我看著她的頁面，發現她在北卡羅萊納州認識很多新朋友時，心頭有點酸。她似乎已經放下我繼續向前走了。

「我要沖個澡。假如電話響了，你能幫我接嗎？」我一邊問，一邊把手機交給克里斯。

「我該怎麼說？」他問。

「就說哈囉，然後說我在洗澡。打來的應該會是指揮中心的護理師。」

我站在蓮蓬頭下沖澡，忍不住開始幻想我們的婚禮。幾分鐘後，我終於覺得自己的身體逐漸放鬆了。但克里斯打開浴室的門，喊著電話響了，打斷我的思緒。

我很快地把水龍頭關掉，披上毛巾，一邊把手擦乾，接過電話。

「嗨？我需要幫助。」我聽見一個聲音說，聽起來像是個年輕女生。雖然指揮中心理論上應該也得在線上，但他們偶爾會在轉接電話後，立刻就掛掉。

「嗨，妳好，我是合格護理師。我可以幫什麼忙呢？」

「我們距離二十分鐘，我需要妳到那裡找我。」她說完就掛斷電話。我困惑地盯著手機螢幕。穿上工作服後，我又回撥那個號碼，但沒有人接聽。我不知道是誰需要我，也不知道該去哪裡找她。我試著撥打指揮中心的號碼，還好他們能追蹤來電號碼，得知來電者的身分：莉莉・韋伯斯特。我看著平板電腦上長長的患者名單，點選她的名字，閱讀最新的護理記錄。但她的表格是空白的。我檢查我工作用的電子郵件，搜尋她的名字。

我們的接待人員發了這麼一封郵件：「嗨，團隊，我們將有一位患者從喬治亞州來。我們只會收治她幾天。這是臨時的旅行，但喬治亞州的安寧療護團隊說她的狀況穩定，應該不需要特別訪視。我明天會上傳她的文件。」所以，莉莉是來旅行的病患。

由於德斯坦是旅遊景點，我們常會收到旅行的病患。這些患者在家鄉有自己的安寧療護服務公司，但請我們暫時協助處理緊急狀況。這些患者很少打電話給我們，因為真正病重的人通常不會想要旅行。此外，有些州的法律可能會讓患者死亡的處理程序變得很棘手，因此降低他們旅行的意願。只不過，也有很多人在事情已無法挽回後，才知道這些規定。

當旅行中的患者真的打電話來時，狀況也可能有些棘手，因為我們通常不會有太多他們的資訊，而且會需要打電話一定都是緊急狀況。很顯然，莉莉就是遭遇危機的患者，而我則得一無所知地前去協助。我跳上車，將地址輸入於導航系統。我開車到海邊的公寓套房，停在社區游泳池旁邊，拿出平板電腦確認地址。「3B，3B，別忘了。」我一邊對自己說，一邊走進建築物裡。通往套房的走廊是戶外的，從北方吹來的風相當凜冽。

「進來！」我敲門後，聽見裡頭有人呼喚。我打開門，立刻聞到化學清潔劑的氣味撲鼻而來。狹窄的玄關後，緊接著是U形廚房，門邊擺著兩個還沒打開的黑色行李箱。我可以看見自己在落地窗上的倒影。我相信白天的海景一定很美，但此刻窗戶反映的卻是我眼前的混亂。有個二十歲出頭的年輕女生慌亂地來回踱步，另一個則癱倒在沙發上，雙手垂在兩側，我猜應該就是莉莉了。她戴著粉紅和棕色的編織帽，大概是為了掩飾光裸的頭部。她臉色慘白，動也不動。

「妳好，我是護理師。」我說著，慢慢靠近莉莉。

「她本來都好好的。」她的朋友哀求似地對我說。「她請我最後一次陪她到海邊。我們上了車，一起唱歌，還吃了點心。在抵達前半個小時，她想睡一下，我轉頭看她，就變成這個樣子了。」

我點點頭。旅行對臨終患者的負擔，往往遠超出患者本人和同伴的預期。

「我有點嚇到了，但還是告訴莉莉我們快到了，要她醒來。她沒有動，所以我叫得更大聲，還是沒有反應。然後我大喊，她也不動。到了以後，我停好車，跑到她那邊，一把門打開，她幾乎就像一袋馬鈴薯那樣倒下來。我得把她搬進屋裡，像抱小嬰兒那樣。」女孩的眼睛哭得紅腫，臉上的妝糊成一片。

「妳叫什麼名字？」我溫柔地問她。

「艾莉森。」她的聲音有些哽咽。

「好的，艾莉森，我先快速檢查莉莉的狀況，再想對策好嗎？」艾莉森點點頭，但在我檢查莉莉的生命徵象時，她還是不停來回踱步。

首先，我注意到莉莉的呼吸很吃力。「她有服用任何藥物嗎？」我問。艾莉森離開房間，不到一分鐘就帶著藥回來。我在藥盒裡翻找，拿出貼著「Roxanol」標籤的藥瓶。「Roxanol」是嗎啡的藥品名稱。藥瓶是滿的。「她有吃嗎？」我問，但我猜答案應該是否定的。

「沒有。」艾莉森證實我的猜測。

我讀了藥瓶側邊的標籤，上面寫著應使用最低劑量零點二五毫升。「她有藥物過敏嗎？」

「怎麼會變成這樣？我們本來只是要去海邊而已！」艾莉森焦慮地回答。

「沒事，沒事的。」我冷靜地說。我擠壓滴管，抽取零點二五毫升的藥劑，把滴管放在莉莉的口中，將藥劑滴入。值得慶幸的是，藥劑會被她的臉頰吸收，她不需要自己吞嚥。

「這會讓她死嗎？」

「不，這會幫助她呼吸——但她的時間可能不多了。」

艾莉森立刻停止踱步，茫然看著前方一段時間，才轉向莉莉。沉默片刻，她突然衝進廚房，開始翻箱倒櫃。我不知道該如何反應，只能蹲在莉莉身旁，繼續觀察她的狀況，確保她沒有對藥物產生不良反應。過不到一分鐘，艾莉森幾乎是奪門而出。

或許她需要獨處幾分鐘。這一切對她來說一定很難熬，我心想。我轉向莉莉，看著她的胸口起伏。她的呼吸還是很費力且急促，嘴唇就像皮膚那樣慘白。我意識到，她的年紀和我差不多。我不禁感到好奇，來到這裡之前，她到底經歷過什麼。她是在多久之前發現自己來日不多的？我想知道，到底是怎樣的經歷，讓她最後選擇安寧療護。

要檢查心律時，我決定不使用聽診器，而是量她手腕的脈搏。我拿起莉莉的手，轉向上方。她有個分號的刺青，讓我內心一陣動搖。這樣的刺青通常是自殺未遂的象徵。我想知道，莉莉是在確診前或是確診後刺的。假如在自殺未遂後，卻發現自己面對這樣的未來，也未免太令人哀傷。

我等著手錶的秒針指到十二才開始計時。過了十秒鐘，我已經發現她的心律比正常值更加微弱、緩慢又不規律。我繼續數，但被前門開啟的聲音打斷。我抬起頭，看見艾莉森朝我們衝來，手裡拿著一碗沙。在困惑又有些恐懼之下，我放下莉莉的手腕，向旁邊閃躲。

我驚奇地看著艾莉森彎下身，把裝著沙的碗放到莉莉腳邊。接著，她用力打開落地窗，窗外是個寬敞的陽台。黏膩又帶著鹹味的海風立刻灌進房裡，風聲與海浪聲帶走了房內的死寂。艾莉森跪在莉莉前方，似乎正在禱告。她滿臉淚痕地脫下莉莉亮綠色的球鞋，拿起裝著沙的碗，把莉莉的腳放到沙裡。艾莉森親暱地牽起莉莉的手，撫摸她的手指，一遍又一遍地說：「妳到了，莉莉，妳到海邊了。我愛妳。妳到了。」我靜靜地看著眼淚滑落莉莉的臉頰。艾莉森哭得更淒涼了。

接著，宇宙彷彿有所感應，海風和莉莉的呼吸一同停止。一切靜默，直到艾莉森開始啜泣。

走出套房時，我想起自己的好友。誰會願意為我這麼做呢？我又會願意為了誰這麼做？答案昭然若揭，而我立刻意識到，無論彼此相隔多少時間和空間，這樣的情誼都不會改變。我拿出手機，找到心裡想的那個人，傳送這則訊息：「嗨！我有件事想請妳幫忙。當我說『我願意』時，我希望陪在我身邊的是，總是支持我的人。即便我們沒有每天聊天，我知道妳會為了我放下一切。妳願意當我的伴娘嗎？」

我還來不及回到車上，手機裡就跳出漢娜的回覆：「當然！我永遠愛妳！」

我微笑著，把手機放回袋子裡，內心感到平靜安詳。

Chapter 09

她都有聽見——芭貝特

伴娘的問題解決後，克里斯和我在某個二月的晚上開始討論可能的婚禮日期。住在佛羅里達州的我們都很清楚，熱到令人窒息的夏天不能納入考量。

「秋天的每個星期六晚上也都不可能。我可不希望我們走紅毯的時候，大家都在偷看美式足球。」克里斯半開玩笑地說。

「我從來沒想過在冬天結婚。」

「那麼，大概就是下個春天了。」他看著月曆說。

「春天的婚禮聽起來太棒了！」我已經開始想像：柔美的色調、溫暖但不會太熱的天氣、清涼的飲料，以及夏天觀光客蜂擁而至前的最後寧靜。「就決定是明年春天了！接下來就討論必備和夢想清單吧！」我一邊說，一邊叫出網路上找到的婚禮籌備模板。我們倆湊在電腦前討論。

「場地——海邊如何？」克里斯提議。

「是的，但或許靠海就好，不要在沙灘上。我不太喜歡長裙拖在沙地上的感覺。」

「同意。」他點頭。我們繼續瀏覽。

「現場演奏的樂隊或是ＤＪ？」克里斯問。

「我不挑。」我說。

「我也都可以。」他贊同，然後再往下滑。接著，他突然停下來。我看著那個頁面，找到引起他注意的部分：找到母子之舞的歌曲。我覺得自己的胃一陣翻絞。距離下一個春天還超過一年。我們陷入沉默，都在想同一個問題：下一個春天，芭貝特就不在了。

克里斯安靜地闔上筆記型電腦，起身離開。我聽見他啟動割草機的聲音。現在院子的草可能不需要割，但割草會幫助他整理思緒。我再次打開電腦，搜尋最受歡迎的母子之舞歌曲。我找到一份播放清單，播出第一首歌，閉上眼靜靜聆聽。如果沒有芭貝特，我們的婚禮會是什麼樣子？陪克里斯走紅毯的長輩少了一位，第一排會有一張空椅子，沒有母子之舞，家庭照中，芭貝特的位置會是個怵目驚心的黑洞。

我總是覺得，規劃婚禮得花一年以上，至少我的朋友都是如此。但真的有必要嗎？克里斯和我不能在接下來幾個月把婚禮籌備完嗎？我想像如果花不到一年籌備，我們的婚禮會是什麼模樣。或許不會有我最想要的場地，或許有些人無法趕到，或許沒辦法找到夢幻婚紗。但這些都比不上芭貝特的缺席所帶來的悲傷與痛苦。答案再清楚不過。

我走到屋外，發現克里斯眼神茫然，顯然沉浸在思緒中。

「今年五月呢？」我問。

「妳是說，三個月後？」

「是啊，有何不可？」我用手擋住陽光，看著他說，我的臉上綻放大大的笑容。

克里斯也露出笑容，用力地擁抱我，說：「謝謝妳。」

那一刻，我感到無比快樂。毫無疑問，我做了正確的選擇。

整個宇宙似乎都在幫我的忙，婚禮的所有細節都順利進行。我找到了有美麗屋頂的場地，面對著一片海灘。雖然這個場館從未辦過婚禮，但館方想要拓展這方面的客源，於是同意給我們優惠，換取在網站上使用我們婚禮的照片作為宣傳。我和母親去看婚紗，以為如此臨時的消費可能要花一大筆錢，但我喜歡的那件禮服當天剛好就能帶回家。雖然有幾個朋友沒辦法參加，但大部分都可以，其中也包含所有的伴娘和伴郎。我對婚禮廠商並不挑剔，直接選擇時間能配合的，而結果讓人非常滿意。

芭貝特對我們的婚禮規劃從不介入，只有在我們詢問時提供建議。我給她的任務是，請她按照喜好選擇禮服的顏色，並挑選母子之舞的歌曲。她去挑選禮服時，寄給我許多照片，詢問我的偏好。即便最小號的衣服似乎也要把她吞沒，但我告訴她，每一件都很美。

接下來的幾個月，芭貝特不再想要離開家太久。化療讓她噁心反胃，體重又大幅減輕。克里斯和我陪芭貝特與湯姆一起吃晚餐時，總是看著她把食物推開。每一次，我都能看見克里斯眼裡的痛苦。

「媽，妳得吃點東西。」某天晚上，他這麼懇求她。

她立刻轉移話題，說：「我選好我們的歌了。我想要年輕歲月（Green

Day）樂團的〈擺脫包袱〉（〈Good Riddance（Time of Your Life）〉）當我們的舞曲。」

我什麼也沒說，但暗自擔憂芭貝特是否已經神智不清。這首歌絕對不會出現在任何母子共舞的播放清單上，我以前也不曾聽她提過年輕歲月樂團。

晚餐後回到車上，我在影音平台搜尋這首歌，播放出來。一邊聽著年輕歲月唱出人生的不可預測，以及毫無來由的悲傷事件，我和克里斯忍不住啜泣著。我希望你度過快樂的時光。

幾個月後，我看著克里斯和芭貝特在〈擺脫包袱〉的旋律中共舞。一切都很完美。滿臉淚痕的我不禁感謝當天的化妝師，有先見之明選擇了防水的妝。歌曲結束，有人輕拍我的背，我轉頭看見史蒂夫。我淚眼矇矓地擁抱他，而當他離開舞池時，另一手擁抱著克里斯。

「我真以你們兩個為榮。」他說完後，也擁抱了芭貝特。那真是個神奇而美好的夜晚。

許多人在面對摯愛罹患疾病末期時，通常會發現生活的計畫不斷改變，或是生涯的發展被迫暫停。死亡就像新生：你知道即將發生，但實際的時間卻無法預測（在死亡的例子更為明顯）。這樣的等待過程充滿焦慮不安。我們雖然很想到希臘度蜜月，但最終認為距離太遠只會懸著一顆心，畢竟世事難料。

那年夏天，芭貝特不像以往那樣在海邊度過。她睡眠的時間越來越長，吃得越來越少。我們很少出門，盡可能待在克里斯家和他的雙親一起用餐。時序進入秋天，芭貝特神智混亂的情況越來越明顯，腦部掃描的結果也很不樂觀。我心想，或許是選擇安寧療護的時候了，但這件事不應該由我開口。

克里斯的哥哥尼克也請了假，從路易西安納州回來幫忙。幾個月後，他必須回去上班，湯姆、克里斯和我便輪流請假帶芭貝特回診，或是在家裡陪伴她，協助她如廁並預防她跌倒。病情惡化到她幾乎說不出完整的句子，白天大部分都陷入睡眠時，腫瘤科醫師建議轉向安寧療護。

我知道克里斯的家人會向我尋求指引，而我已經花了不少時間評估不同的選項。有時候，我覺得最好把工作和私生活分開，他們應該選擇其他安寧療護公司；但也有些時候，我覺得如果選擇我的公司，能幫助我更好掌握芭貝特的情況。我知道自己最信任庫瑪醫師、公司的護理師和史蒂夫。我打電話通知崔維斯時候到了，而他派亞曼達來進行評估，收治芭貝特。

雖然我已經和無數患者家庭有過這樣的對話，但第一次站在家屬這一側，感覺還是很奇怪。亞曼達處理的順序和我不太一樣，代表我不確定下一步是什麼。當我看見亮黃色的「放棄急救同意書」，意識到接下來的主題時，不禁心一沉。「所以，如果簽署這份表格，代表她的心跳自然停止時，我們不會介入。」亞曼達如此對湯姆解釋。說這段話時，她的語氣和說明保險文件時一樣。我也會這樣嗎？我也表現得像是這張重要的表格和其他文件沒什麼不同嗎？但願不是，以後也永遠不要。湯姆簽了同意書，我不禁感謝上天，因為我不用說服他這麼做。

芭貝特進入安寧療護後，我的某位同事每天都會來探訪。但除了這三十幾分鐘外，房子都很安靜。如果白天沒有過去，我、克里斯和布羅迪會在下班後造訪。布羅迪還太小，沒辦法真正理解到底發生了什麼事。我時常覺得自己應該要更把握當下，應該要做點什麼，而不只是坐著陪伴她。但我不確定要做什麼。大多數時刻，我們只是不斷告訴芭貝特，我們有多愛她。

在我們的想像中，死亡和瀕死通常都灰暗而嚴肅——當然，許多層面真的是如此。但在其中，還是有輕鬆幽默的時刻，只不過這樣的幽默有時也帶點黑暗。某天，克里斯問我，是否認為荷莉會在另一端迎接他的母親。

剛開始交往的某天，克里斯和我離開布羅迪的足球賽場時，發現螢幕顯示滿滿的未接來電。他緊張地對我說：「我沒接到哥哥和老爸打來的十通電話。」我們都沒說什麼，但心照不宣地認為，芭貝特一定出了什麼事。

我們快速跑回車上，克里斯打給弟弟艾利克，才發現出事的是家裡十六歲的西高地白㹴荷莉。我們趕到克里斯的父母家，迎接我們的是一團混亂。湯姆坐在餐桌前，艾利克坐在地上，芭貝特在他身旁，用毛毯好好包著荷莉。克里斯審視這個場景，說：「我們應該帶牠到獸醫院。」

「如果帶牠去看獸醫，他們會把牠安樂死。」芭貝特哭著說。「我們不能讓這種事發生！」

我們面面相覷，不知該如何處理這個狀況。我們實在沒辦法說服將死之人，有時候對某個生命來說，死亡才是最好的。克里斯彎下身，盡可能溫柔地向母親解釋，把荷莉帶去醫院才是最仁慈的做法。最終，芭貝特同意了。獸醫師盡力了，但幾個小時後，我們都知道是時候放手了。當天凌晨兩點，我們聚在獸醫院的無菌室裡，陪在荷莉身邊向牠道別。

幾個星期後，我們收到荷莉的骨灰。芭貝特堅持全家人應該聚在一起把骨灰撒完。不過，家裡有四個成年子女，分別住在不同的州，要這麼做可不簡單，得等到節日時才有可能。那年聖誕節，大家都回來共進午餐。克里斯和我幾個小時後就要到我老爸家，我正想著要偷閒去睡個午覺。正當我在想有禮貌的偷溜理由時，芭貝特拍手宣布：「來吧！我們到海邊去。」

「現在嗎？不能晚一點？」克里斯的妹妹CJ問。

「現在。來吧！」芭貝特一邊命令，一邊揮手強調她有多堅持。

我們服從地起身搭車，前往海邊。我們沿著寬敞的棧道走到沙灘上，用力拉緊大衣，想抵擋刺骨寒風。很顯然，除了芭貝特之外，沒有人想待在那裡。

我們站在沙灘上，距離海只有幾英尺。芭貝特拿出放了荷莉骨灰的大型夾鏈袋，開始朝著海裡走去。現在回想起來，接下來發生的事其實很正常，但當時我們誰也沒預料到。

芭貝特打開袋子，抓起一把骨灰，撒向海裡。只不過，由於海風太強，骨灰並沒有真的落入海中，反而是在空中翻滾，朝著我們四散。

「停！別撒了！」我們對芭貝特喊著，但她似乎沒有意識到發生了什麼事。她暫停片刻，對我們喊道：「我們就要這麼做！我不要聽到負面的話。」說畢，她繼續把骨灰大把大把地撒在風中。當她結束回到我們身邊時，我們還沒從瘋狂閃躲荷莉骨灰的混亂中恢復過來。我們努力保持正色，看著芭貝特把手放在心口，嚴肅地說：「荷莉會永遠存在我們心中。」

「是啊，還有我們的肺裡。」克里斯咳嗽著說，讓我們都爆出笑聲。

我也完全沒有想到，風會對芭貝特的死帶來怎樣的影響。幾個星期過去，她的安寧療護平順進行。她沒有承受任何痛苦或不適，大部分時間都在睡眠。

接著，發生了我們無法掌控的狀況。新聞頭條如此大聲放送：「颶風麥可預計達到強烈等級。」克里斯和我看著氣象主播指出沿岸地區可能發生土石流的警戒範圍。我們的家看起來就在這個範圍的中心。我哀嘆著，颶風真是最糟的狀況了。

「什麼事都有可能發生，我們先別驚慌。」克里斯說著，把電視轉台。

不到二十四個小時後，我們和他父母的家都收到強制疏散的指令。我到庫瑪醫師的辦公室，詢問我們有哪些選項。我告訴他：「疏散對芭貝特來說可能很難熬。我想，如果能留在原處會比較簡單，她的狀況越來越糟了。」

「哈德莉，我得誠實告訴妳：颶風來襲時，所有人都不能上路，急救人員也包含在內。妳可以打電話求救，但不會有人過去。我不希望妳陷入困境，在需要幫助時卻求助無門。」他實事求是地告訴我。

「所以，我們也得出發避難？」我問。

庫瑪醫師陰鬱地點頭。

我們都不希望移動芭貝特，但似乎沒有其他選擇，只能這麼做了。颶風期間，健康照護中心通常會組成一支留守的應變團隊。當道路重新開放，就會由第二支團隊接手，處理接下來幾天的混亂。克里斯和我都向上司解釋我們的狀況，請求被分配到第二團隊，以便我們能跟著芭貝特一起疏散。

申請獲准後，我們盡全力在家裡做了防護措施，裝上防風百葉簾，然後把戶外所有可能被吹走的東西都搬進室內。接著，我們快速打包上車，疏散到幾個小時外，我母親和繼父在密西西比州比洛克西市租的房子。對於和芭貝特一起前往密西西比，我覺得有點緊張，因為如果在外州過世，要送回本州的手續繁雜又昂貴，但我們別無選擇。

芭貝特一路上的狀況不錯，甚至有足夠的體力好好坐在湯姆的副駕駛座。布羅迪和我跟在後方的車上，克里斯開第三台車，我們才能在各自的時間點回到本州，及時參與第二團隊的工作。

接下來兩天，我們做的事就只有看新聞和照顧芭貝特。我們試著讓她吃點東西，但光是輕啜幾口水就會讓她嗆咳。清醒時，她只是一言不發地盯著電視。我不禁好奇，她是否清楚周遭發生了什麼事。等待颶風來襲總是讓人無助，我們擔心自己的家會不會被摧毀，也憂慮同事和病人的狀況。我覺得，這次的颶風讓人格外無助。

後方，電視上的記者宣告：「五級颶風的颶風眼登陸墨西哥海灘。」我們都轉頭關注。颶風登陸的位置比預期更偏東了許多，代表我們的家很可能得以倖存。一個小時內，克里斯和我就收到各自主管的聯繫。

「他們希望我早上八點前報到。」克里斯掛上電話後說。

「那時候颶風根本還沒走。我不希望你冒險上路！」我抗議道。

「我預計凌晨五點出發。我別無選擇。」

崔維斯不久之後傳來訊息：「安排早上十點由妳收治新患者。」

「我想，我得緊跟在你之後了。」我把訊息給克里斯看，說道。

克里斯按照計畫，穿著醫師服在隔天一大早出發，計畫直接去上班。兩個小時後，我也這麼做。值得慶幸的是，布羅迪的托兒所有開門，我能順路送他去上學。湯姆和芭貝特則暫時留在密西西比。

從颶風登陸的位置判斷，我原本以為我們鎮上只會受到輕微損壞，但我錯了。我看見城裡到處都有倒樹，而除了提供緊急服務的機構和一些托兒所，大部分的店家都還裝著防颶風的百葉窗。

布羅迪安全抵達托兒所後，我在前往病患家的途中打電話給湯姆。芭貝特的狀況沒有太大的變化：一直沉睡，幾乎沒吃東西。我們決定讓湯姆帶她回家，讓她能待在熟悉的環境裡。我答應在完成收治手續後，盡快趕過去看看。

患者和他的妻子人都很好，在給藥階段前一切非常順利。但打電話給他們選擇的藥局時，一直沒有人接，直到聽到預錄的訊息：「因為颶風麥可，我們目前沒有營業，希望能盡快恢復營業。」我找了另一間藥局的電話，打過去也收到說法稍微不同的相同訊息。我花了三十分鐘打給附近每一間藥局後，終於放棄，聯絡了崔維斯。

「崔維斯，你知道有哪間藥局現在開著嗎？」我問。

「妳不是唯一遇到這個問題的人。假如只是為了報帳相關事宜，我們可以明天再處理，但假如他們需要藥物，那可能得去醫院。」他告訴我。

「喔，哇。我的病人現在沒事。還有什麼我要注意的嗎？」

「假如妳的患者需要去醫院，可能沒辦法去我們平常配合的那間，必須改去華爾頓堡灘醫院。」

「什麼？這樣的話，距離變得很遠耶！對我的一些病人來說，車程可能得超過一個小時！」

「妳今天有看新聞嗎？」他問我。我還沒，因為我一大清早就出門了。

「灣區醫學中心災情嚴重，我甚至不知道該如何形容。他們大部分的患者都轉院到我們的醫院，還有很多極重症患者在走廊上等待。在任何情況下，都不要再把我們的病人送過去了。」

「好的。但我的婆婆狀況不好。我這邊的事結束後，就得趕回去幫我公公照顧她。」

「根據我上次聽到的，她還不到危急關頭。」崔維斯回答。「妳的其他病人都和她一樣需要妳。」

「我今天已經離開她身邊，來辦理收治手續了。拜託。」我懇求道，覺得自己快要哭了。「如果我打電話和所有患者確認狀況，可以嗎？」

「好吧，那樣也行。但我需要收到他們每個人的狀況回報。」

我結束收治程序，告訴新的患者，如果有任何需求都可以打電話來。而後，我衝回車上。在湯姆和芭貝特回來之前，我大約有半小時可以聯繫我全部十七位病人。進行到一半，湯姆打電話來。

「我們快到家了，但她的呼吸有點奇怪。」他向我說道，聲音聽起來還算冷靜。

「喔，確實可能出現這樣的狀況。」我告訴他。「我幾分鐘後會結束，到你們那邊去幫忙。」我心想，我們或許可以用手邊的藥物或幫助芭貝特改變姿勢，來解決呼吸困難的問題。結束電話查訪後，我倒車離開新患者家的車道，前往公婆家。途中，我一邊觀察災情，一邊被迫數度切換車道來閃避殘骸。

在他們的公寓外停車時，我看見湯姆的車。

「時間正好！」我說。但當我看見芭貝特時，內心警鈴大作。她用力喘氣，意識不清，似乎在三個小時的車程中急遽惡化。

「我需要貼著『Roxanol』的藥罐。」我指示湯姆。

他走到車廂去拿，卻驚慌地說：「我找不到藥袋。」

我覺得背脊發涼，頭暈目眩，因為我突然想起，我今天早上離開時忘了把藥放回袋子裡。「我真的很抱歉。我把藥放在冰箱裡。」我告訴他時，眼裡盡是淚水。藥物最好保存在冰箱裡，而因為我總是負責協助芭貝特服藥的人，我沒有想到要把這件事告訴其他人。一般情況，我可以打給藥局，拿到新的處方，但我知道現在沒有藥局營業。

「好的，我們得這麼做。我們得帶她去醫院取藥。拿到後，我們就能回家。」看著芭貝特現在的狀況，我知道她正朝著死亡邁進，意味著如果按照典型的進程，我們大約還有七十二個小時。

雖然到醫院的過程一定不好受，但我們有足夠的時間拿藥，把她帶回家，確保她舒服地等待所有子女們回家道別。

我坐到後座，湯姆開車，芭貝特歪斜地坐在前座，已經不像三天前那樣，有體力讓自己挺直身子。芭貝特每次喘氣，都讓通往醫院的漫長道路顯得更加遙遠。我只需要做好一件事，就是讓她舒服地待在家裡，但我卻沒能做到。我掙扎是否要打給克里斯。一方面，我不希望他在非必要時離開工作，而我很確定芭貝特還有幾天時間。不過，我有個奇怪的預感，覺得自己必須讓他知道。拿起電話時，我的手在顫抖。

克里斯接起電話時，我勉強保持鎮定地說：「嘿，寶貝，所以，我們要帶你媽去醫院。呃，我想你可以不用過來，但我還是希望讓你知道。我們要去華爾頓堡灘醫院。我知道距離很遠，我真的不認為你一定得過來。」

「事實上，因為颶風的關係，他們今天派我去華爾頓堡灘的診所，就在醫院對面，而且我大部分的病人都沒來。」他告訴我。「你們到了打給我。」

抵達醫院時，我請湯姆停在急診室門口，讓我扶芭貝特上輪椅。在門口張望的克里斯看到我們，跑上前來幫忙。我們一起推芭貝特進醫院，克里斯扶著她，我則急忙向櫃檯人員解釋她的狀況。對方跑到裡頭找來一位護理師，為我們指了一張走廊上的病床。一位醫師趕來，開立了能夠舒緩芭貝特呼吸的藥物。一切都發生得很快，而我突然意識到，芭貝特應該是撐不到回家了。我不可置信。我曾經協助這麼多病人經歷安詳舒適的死亡，到頭來，卻沒辦法為自己的婆婆這麼做。

護理師為芭貝特注射藥物時，湯姆打給其他家人，讓他們透過電話擴音說再見。我無助地看著湯姆把手機拿到芭貝特的臉旁邊，讓芭貝特的孩子訴說他們有多愛她。醫師、護理師、病人和許多陌生人經過，都會看芭貝特一眼。我覺得自己快要崩潰了，這一切不該是這樣！我學了這麼多善終應該是什麼模樣，也為自己的婆婆詳盡規劃了。應該要有燭光和柔和的音樂，打開通往陽台的門，讓芭貝特最愛的鹹鹹海風吹進來。應該要是我這輩子見過最安詳的死亡。即使眼睜睜看著眼前的混亂，我還是沒有半分真實感。

到院後的三十分鐘內，亞曼達和史蒂夫就趕了過來。我鬆了一口氣的同時，也看著亞曼達評估整個情境——芭貝特躺在走廊的輪床上，喘不過氣來，有數百個人在我們周圍來來去去。亞曼達深深吸了一口氣，轉身去找主責的護理師。

「你們有什麼問題？你們要讓她在走廊上等死？你們還有人性嗎？」我聽見亞曼達輕聲細語地斥責。那個時刻，我多麼感激她啊。她的譴責生效，幾分鐘後，我們就被推進六號房，終於能稍微放鬆一點。芭貝特沉重地喘氣，克里斯溫柔地撥開她的髮絲，湯姆則緊緊站在她身邊。

雖然那一刻稱不上完美，但芭貝特的子女還是能向他們的母親道別——只不過，有個人我們聯絡不上，就是克里斯的弟弟艾利克。他是家裡最年輕的孩子，目前在軍中服役。湯姆打了一通又一通電話，都沒有人接。最終，他放棄了。我們三個坐在芭貝特床邊，告訴她我們很愛她。我們等著最後一刻來臨。

最終，電話奇蹟般地響起，是艾利克打來的。湯姆接起電話，很快地解釋一切，然後打開擴音。「媽，我愛妳。」他大聲而清楚地說，芭貝特同時吸進人生的最後一口氣。

片刻寂靜後，湯姆淚流滿面地說：「艾利克，你的母親已經不在了。但她都聽見了，也深深愛著你。」

當我看著芭貝特失去賴以生存的軀體，不禁感到刻骨銘心的悲傷。她看起來如此渺小又脆弱。我的婆婆走了，但更糟的是，我辜負了她。

Chapter 10

這不是永別，而是改天見

——艾伯特

雖然曾經陪伴許多病人走向死亡，但芭貝特的死才讓我真正意識到，我對後續發生的事幾乎一無所知。我過去的經驗僅止於將屍體交給葬儀社。即便我的成長過程都圍繞著喪禮，我對於所有喪禮相關的決策過程仍然沒有概念。湯姆不想獨自做所有決定，所以克里斯和我陪在他身邊，盡可能協助他安排。

幸好，葬儀社的人在整個過程中都提供指引，但我們需要決定的事項還是遠超過我的想像。我們想在喪禮的小冊子上使用哪一張照片？芭貝特會希望牧師引述哪些聖經章節？她的訃聞內容應該寫什麼？我們除了在地方的報紙上刊登訃聞，也該在她故鄉的報紙刊登嗎？她會想穿哪一套衣服下葬？棺材上要放哪一種花朵？我們希望把她葬在哪裡？我們希望哪天舉行喪禮？這些決策似乎永無止境，花費的成本也越來越高。

比較急迫的任務是選擇棺木。葬儀社陳列棺木的方式，簡直像我想像中美術館的梵谷名畫展覽。當我們在靜默中瀏覽時，我緊握著克里斯的手。我們想給芭貝特最好的，但最昂貴的棺木價格可以說顛覆了我們的認知。我們倆都不想對我公公的消費方式提供建議，也不想說出：或許不需要用到最好的。

當我們左右為難時，我口袋裡的手機響起，是崔維斯的訊息：「妳在哪裡？我沒有收到妳的請假訊息。」我驚訝地張大嘴，把手機拿給克里斯看，他也不可置信地揚起眉毛。

「他們當然清楚我在哪裡！她過世的時候用的就是公司的服務！他桌上就放著她的死亡證明！」我憤怒地說著，覺得自己熱淚盈眶。

「深呼吸，等一下再回覆。」克里斯建議我。

「他希望我後天就回去工作，繼續照顧瀕死的病人嗎？我要辭職。」

克里斯捏了捏我的手，說：「妳不想辭職，只是覺得很受傷而已。等等再回覆訊息。」

我無視他，淚眼矇矓地開始回覆訊息：「抱歉，有點忙，正在挑選棺木，因為你也知道，我的婆婆過世了。我還有很多給薪假可以請，一個星期內會回去。請不要再聯絡我了。」我沒有檢查，就按下送出鍵，然後把手機拿給克里斯看。出乎我意料的，克里斯興味盎然地笑了。

「他罪有應得。我只是不希望妳做出會讓妳後悔的事罷了。妳為自己挺身而出，我老媽一定很以妳為傲。」

我對著前夫微笑，把頭靠在他的肩膀上。「現在重要的是家人，這也是她教我的。現在，繼續幫你爸爸吧。要建議中價位的選項嗎？」

克里斯點點頭，我們又把注意力轉向喪禮規劃。

我在一個星期後恢復上工，把車停在辦公室外，檢查我的電子郵件。我還沒準備好面對任何人。我還在生崔維斯的氣，但對於送出訊息的後果也感到有些焦慮。

我看到一封史蒂夫寄來的郵件，這似乎是最安全的選項。信裡寫著：「哈德莉，歡迎回來。喪禮是對這位優雅女士最崇高的紀念。我希望妳能用這句話開啟今天的序幕：『一旦深愛過，就永遠不會失去，因為我們所深愛的，終將成為我們的一部分。』我相信妳未來一定會做出許多了不起的成就。她將永遠在妳身邊，並在妳需要時指引妳前行。」我嘆了口氣，不禁擔心史蒂夫高估我了。現在，我什麼也不想做，而且對於芭貝特死時的情境仍充滿罪惡感。我真的適合提供安寧照護嗎？

我繼續滑動螢幕，直到看到一封社工敏蒂的來信：「有位年輕的癌末母親希望在過世前和孩子最後一次合照。有人有推薦的假髮店嗎？她希望盡可能看起來跟以前一樣。」我沉重地嘆氣，抬頭看著天空。這是妳希望我做的第一件事嗎，芭貝特？我心想。陽光灑落車內。一般來說，能提供這樣的協助會讓我很開心，但今天卻不然。

我傳簡訊給公公：「能把芭貝特的假髮給一位患者嗎？」他幾乎立刻就回覆：「當然。比放在家裡好多了。」我寫信給敏蒂，說如果患者是金髮，那我有大量假髮可以捐贈。這一切都讓我有些難以承受，我關上信箱，查看時間。該進辦公室了，晨會早已開始。

當我走進會議室時，每個人都轉頭看遲到的人是誰。看到是我，他們的表情都變得比較柔和，除了崔維斯以外。我刻意向史蒂夫和庫瑪醫師點點頭，因為他們都有出席芭貝特的喪禮。庫瑪醫師的出席讓我很驚訝，他擁抱我和克里斯，表達悼念之意後，就坐在教堂最後方。他是個忙碌的人，願意花時間出席對我來說意義重大。

會議的一切在我記憶中都很模糊。在我意識到之前，大家就已經開始收拾東西。我聽見我們的金髮行銷人員雪兒高聲喊道：「我們需要大家的幫忙來完成火雞清單，所以記得詢問每個患者！請在下個星期結束前把最終名單給我。」每一年，我們都會提供負擔不起的患者感恩節火雞大餐，讓他們也能慶祝佳節。

「護理師！請留步！」崔維斯說道。我停下動作，把東西又放下來。「我們有個新的患者。狀況很特殊，平常很少遇到。我得知道誰有處理的時間。我知道大家的負擔都很大，壓力也是，但還是得有人多收一個。幾個了？」他用原子筆尖指著我問。

「目前有十五個，但我不希望面對腦癌患者，我應付不了。」我說。崔維斯什麼也沒說，只是在我的名字旁邊寫下十五，然後繼續詢問別人。

「十六。」亞曼達說。

「十五。」珍娜說。

「珍娜、哈德莉，妳們都是成年人了，我相信妳們能自己決定。這位患者沒有腦癌。」崔維斯說。

「我想，最簡單的做法是看看誰跟患者住得比較近，就不需要增加太多交通時間。」珍娜看著我提議。我點頭贊同。崔維斯用食指搔搔頭，再用整隻手抹一抹臉。

「嗯，這就是特殊的地方。他無家可歸，住在東溪橋下。」這的確是很特殊的情況。我通常不會跳出來當第一個志願者，但我可以聽見芭貝特在我心底說著：「收治他，這是正確的選擇。」

「我來收他。」我自願道。

「很好！」崔維斯說。他顯然對這件事這麼容易搞定感到意外。他把文件交給我，才和珍娜及亞曼達一起離開。我看著醫師的記錄：「艾伯特，七十七歲，腎臟衰竭及糖尿病，日期不明，缺乏記錄。」我喃喃地念出這些內容。「拒絕膝上截肢手術，拒絕康復服務安置，出院轉入安寧療護。」我翻到文件最後面，查看他的保險資料，但什麼也沒有。真奇怪，我心想，假如他超過七十歲，應該就會有聯邦醫療保險，假如無家可歸，就一定有聯邦醫療補助。我收拾文件，走向社工的辦公室。

「嘿，敏蒂，妳看到最新的收治文件了嗎？艾伯特先生的。」我問她。她一邊把手裡的早餐穀物棒吃完，一邊轉過身來。

「喔喔，我正在處理聯邦醫療補助的應用程式。我們會把他從橋下弄出來，送到安養中心。我希望醫院那時候願意多努力一點。」她說。

我鬆了一口氣，說：「真是太謝謝妳了。」

我一邊開車，一邊回想自己申請聯邦醫療補助的過程，不禁滿臉通紅。第一次預約產檢時，滿臉笑容的櫃檯人員向我索取保險證明。我交給她，她則遞給我一堆需要填寫的文件。幾分鐘後，她把我叫到櫃檯前。

「妳有別的保險卡嗎？」

我覺得胃部一陣翻絞，回答道：「沒有。這份不行嗎？」

「我打電話去問，這份保險被取消了。」她說。

我的保險當時在我父親名下，而他對我懷孕這件事很不高興。「那麼，我還是取消預約吧。我覺得沒事，我不會有事的。」

櫃檯人員看向她的同事，說：「妳需要產前的醫療照護服務。假如沒有，小孩可能在出生之後就因為疏於照護而被送走。」

我覺得自己快要恐慌發作。「好的，那我會找一份工作，現金支付。」

「一共要三萬五千美元，而且得先付一部分當訂金。」

我的戶頭裡不到一百美元，而我最近離婚的母親很勉強才能支付每個月的房貸。我不可能向她借錢。

「那我會自己辦理保險。」我說。

「妳目前已有既存的身體狀況，唯一的選擇只剩下聯邦醫療補助。」

「什麼是聯邦醫療補助？」

「是給窮人的，免費的。」

「可以給我一點時間嗎？」我問。

我離開醫院，坐在車上。人們總是告訴我，國家的補助是給懶人的，給那些「只想待在家裡，讓其他人幫他們工作」的人。我不希望別人這麼看我，但我也不知道自己還有什麼選擇。那天晚上，我含淚填寫了聯邦醫療補助的申請。我下定決心要脫離這樣的窘境，為自己和孩子創造更好的生活。

我打開電腦瀏覽器新的分頁，開始搜尋不同的職涯選擇，甚至做了標題是「我應該當什麼？」的線上測驗。回答許多人格相關的問題後，結果浮現：護理。我又做了一些研究，心意逐漸堅定，也浮起一絲希望，於是我和當地大學的生涯輔導員預約。因為有了計畫，我的心情開始好轉。

幾天後，我坐在社區大學輔導員的辦公室外頭，等待了超過一個小時。我的肚子已經變得有點明顯，但我負擔不起孕婦裝，所以只能一直把衣服往下拉，在塑膠椅子上不安地扭動。終於輪到我時，輔導員透過眼鏡打量我的肚子。她轉過頭，翻閱我帶的那一疊文件，其中包含大學一年級的成績單。最後，她把東西放下，雙手抱胸，說：「護校很難考。」

我點點頭。我已經看過網路上的統計數據。

「從我所看到的資料判斷，妳的先修課程都得拿A才有可能。而且，妳現在似乎有其他比較要緊的事。」她說。

我又點點頭，說：「我做得到。請讓我報名課程。」

她重重嘆了口氣，雙手在鍵盤上猶豫一陣子，才又放回桌面上。「要不要考慮簡單一點的？妳錄取的機率真的太低了。」

我覺得胸口在燃燒，這樣的感覺很久沒出現了。「我一定會成為護理師。讓我報名。」

她不贊同地搖著頭，但還是在電腦輸入課程資訊。結束後，輔導員把課表交給我，說：「如果你需要退選或改選其他的課，我都能幫忙。」

我接過紙張，離開辦公室，心中充滿前所未有的堅定意志。我一定要證明她是錯的。

幾天後，我帶著聯邦醫療補助卡，再度到婦產科醫院進行產檢。不同的接待人員向我索取保險卡。我把金色的卡片交給她，等待下一步指令時，我看見她翻了翻白眼。背對著我，她對同事說：「真應該要立法禁止當不起父母的人成為父母。」

我的身體整個僵住。我想要逃跑，但她轉過身，對著我微笑。我只能回以笑容。那天離開醫院時，我知道自己如果真的成為護理師，一定不會用這樣的方式對待任何人。

幾年過去，即便曾經遭受大學輔導員及刻薄婦產科櫃檯的質疑，我順利成為護理師。如今，我有機會實踐自己當時的諾言。

抵達東溪橋時，我意識到自己並不知道怎麼到達橋下。橋的一端是一間購物中心，另一端則是屬於軍事用地的海灘。我別無選擇，只能轉上緊實的沙土地，停在醒目的「不得穿越」告示牌前方。我拿了公務包和平板電腦，走下車，重複按了三次車子的上鎖按鈕。還是不見人影，我開始朝著橋走去。接近時，我看見散落的幾個帳篷和許多垃圾。我用手擋住陽光，感覺自己的每一步都陷進沙地。

靠近第一個帳篷時，我看見一個女人蹲在地上，手裡拿著一根樹枝，在地上畫著圓圈。她的頭髮蓬亂又糾結，身上的衣服破爛不堪。夜晚已經變得寒冷，我希望她在帳篷裡有些能保暖的東西。我更靠近她，她轉頭看我。

「嗨！我在找艾伯特？」

女人陰鬱的臉綻開沒有牙齒的笑容，然後開始對我大吼大叫。雖然她說的也是英語，但我一個字也聽不懂。她一邊喊叫，一邊揮舞樹枝，我直覺地退後一步，內心感到恐懼。我的手握住側邊口袋裡的手機，考慮是否打電話給史蒂夫，請他陪我一起來。

就在此時，有個沒穿上衣，只穿著骯髒牛仔褲的男子在大約五十碼外對我大喊：「嘿，妳是來找艾爾的嗎？」

我點了點頭，才意識到他可能看不清楚，便抬高聲音喊了回去。「我想是的。艾伯特吧？」

沒穿上衣的男子向我跑來，又讓我感到一陣不安，不確定是否該有所戒備。他一定是看見我臉上的恐懼，於是說：「艾爾就在這邊。那個女人很無害，只是沒辦法說話而已。我帶妳去找艾爾。」男子指著橋墩，慢慢退後。

我一邊注意周遭環境，一邊跟著他走。四周有許多人、睡袋、熄滅的火堆和半埋在沙地裡的瓶子。沒穿上衣的男子和經過的每個人打招呼，不時點頭或揮手。某次揮手時，我注意到他的手臂上布滿疤痕。他有一頭棕色的蓬亂鬈髮，或許才三十幾歲，但他飽經風霜的膚況透露他的生活條件。他一邊走，一邊回頭，確認我有跟上。

「順道一提，我叫吉爾。」

「哈德莉。」我回答。

到達艾伯特的帳篷時，我注意到有個厚紙板做的牌子，上面用麥克筆寫著「散播愛，不要恨」。帳篷的入口開著，我可以看見有個人躺在裡頭。他沒有穿鞋，一隻腳腫脹，另一隻則包著骯髒的繃帶。繃帶是醫院的，上面的日期寫著十月二十五日，代表已經有四天沒有更換了。我從病歷上得知，艾伯特的糖尿病並未妥善控制，也就是說他的腳無法痊癒，已經受到感染。如果有適當的照護，這樣的情況完全可以避免。

「你好，我是你的護理師。」我說。

和吉爾一樣，艾伯特的皮膚曬得黝黑，臉上滿是皺紋。雖然他的皺紋看起來像是笑紋，但他現在顯然毫無笑意。他猛然抬起頭，對我皺眉道：「幹麼？我不需要天殺的護理師。」

我一時反應不過來。醫院一定有告訴他我會被派來，對吧？

「呃，因為你不想要任何治療，所以他們派我來確保你沒有不舒服。」

艾伯特翻了翻白眼，又躺下來，什麼也沒說。

「老哥，就試一下吧？我不想看到你這樣。你很痛吧，老哥？」吉爾鼓勵地說。艾伯特呻吟著坐起來，蹣跚地走出帳篷，過程中把太多重量放在包著繃帶的那隻腳，讓我感到有些擔憂。我想這代表他同意了，於是退開一步，從公務包裡拿出收治的相關文件。

「只需要一點時間，簽幾個名就好了。」我一邊說，一邊找出原子筆。我突然發覺，並沒有可以好好寫字的地方。一般來說，我會和病患家屬坐在餐桌前一起簽署文件。我四下張望，艾伯特則垂著頭坐著，看起來很不自在。幸好，吉爾看出我的困境，拿起厚紙板做的牌子，讓我用來墊著寫字。

我向艾伯特解釋文件的內容，他一邊聽，一邊喃喃地說著他聽懂了，並且逐一簽名同意。詢問到疼痛的程度時，他終於抬起頭。「從一到十，十是最糟糕，你覺得現在的疼痛程度是多少？」我拿著筆問，準備寫下他的答案。

艾伯特咯咯笑了，先看著河水，然後才直直地看著我，說：「十。但妳何不寫六呢？因為每次我說十，你們的人都覺得我只是想要止痛藥而已。」

我停了下來，不確定該寫什麼，最後決定先空著。我問艾伯特，是否能為他拿一些止痛藥。他只是聳聳肩。當我繼續問下一題時，口袋裡的手機震動了，是敏蒂傳來的訊息：「我需要他的駕照影本和財力證明來申請聯邦醫療補助。」我把手機放回口袋，說：「是我們的社工。她正在準備為你申請一些幫助，讓你有地方可以安置。我可以傳你的駕照和財力證明的照片給她嗎？」

艾伯特發出了真心的笑聲，說：「吉爾，你聽到了嗎？」他又轉向我，說：「親愛的，我沒有駕照或銀行帳戶。我名下一毛錢也沒有。」

「喔，好，我想他們應該能理解。我回她一下。」我說著把艾伯特的回答傳給敏蒂。片刻之後，她回覆：「那麼可能得多花一些時間。如果缺少這兩份文件，電腦系統就不讓我上傳，我得用郵寄的。」我挫折地嘆了口氣。

「我不要去安養院，所以你們別費心了。」艾伯特告訴我。「把剩下的問題都問完吧。」

「你一定要去！你不能待在這裡！」我反駁道。

「為何不能？」他問。

「這裡……這裡不安全。」我輕聲說。

「妳怎麼會認為被醫師和護理師環繞著，會讓我感到安全？」

我答不出來。我已經習慣人們不疑有他地信任我，但我理解艾伯特的顧慮。我還記得自己在婦產科時，也有相同的感受。

「我不應該擅自做出這樣的判斷。我很抱歉。」我低頭看著他包繃帶的腳，指著他的傷口問：「可以幫你更換繃帶嗎？」他點點頭。吉爾在我們身旁，彷彿艾伯特的守護者般警戒地看著我的行動。我拿出醫療用品，放在乾淨的布料上，思考著接下來要說什麼。我必須保持專業，但直覺告訴我，我也得適時展現脆弱的一面，才能贏得艾伯特的信任。我戴上藍色手套，開始移除破爛的膠布。「我二十歲時生了一個孩子。」我一邊工作，一邊告訴他。「我那時未婚。我知道我的處境沒有你那麼嚴重，但許多我信任的人都背棄了我。」

「妳的手指上有個大鑽戒。」他觀察道，顯然並不相信我的故事。

我點點頭，開始解開繃帶，說道：「我今年才結婚。有一段時間，我以為不會再有人愛我，我就像瑕疵品。但我找到愛我的男人，他也愛我兒子。」

「瑕疵品？哈。我懂。」他若有所思地點頭說。當我為他的腳包紮時，他沉默了片刻，才說：「或許我們能處得來。不過，我不確定該不該信任一個蠢到戴大鑽戒來貧民窟的人。」我抬頭看見艾伯特燦爛的笑容，知道他在和我開玩笑。

我也回以笑容，說道：「嘿，我有記得鎖車啊！我平常可是不鎖的。」

「愚蠢的白人。」他搖頭笑道。「妳隻身前來，我尊敬妳。這裡不會有人找妳麻煩的，我是說真的。他們不會傷害想幫我的人。而且，他們也知道只要敢有半點動作，吉爾會毫不猶豫地給他們一點教訓。」我相信他所說的，特別是關於吉爾在有充分理由的情況下很樂意揍人這個部分。包紮完傷口，我想起了火雞清單。

「喔對了，我們有提供煮好的火雞。幾個星期後幫你帶一隻來好嗎？」

「不用啦。感恩節快到了，會有很多人想給我們食物。這大概是一年裡唯一肯定能吃一頓熱飯的時候。不過，這類人幾個星期後就不見了，或許可以到時候再問問？」

我點點頭，對於我們沒能在其他時候提供餐點感到有些慚愧。離開前，我交給他一張亮橘色紙條，上頭寫了護理師專線。「如果有緊急需求，可以打這支電話。不需要叫救護車，打給我們也行，我們有人二十四小時待命。」接著，我猛然醒悟。這大概是今天第五次，我發現自己得為了艾伯特更改工作的內容。「你有電話嗎？」我問。我意識到自己太常仰賴習慣成自然的工作模式，於是暗自發誓要更加小心。

「不，不過在那裡的路邊就有投幣電話。」吉爾拍胸說。「我會確保它沒問題的。」

「好的。還有一件事，我想我們的醫師會幫你開藥。我可以帶一個小保險箱讓你保存，但你能去藥局領藥嗎？」我問。

「一英里外就有藥妝店，我去拿。」吉爾自告奮勇，把一隻手放在艾伯特的肩膀上。

「你真是個好朋友。」我一邊收東西一邊對他說。

「我們不是朋友，我們是家人，會互相照顧。」

「聽起來很棒。我兩天後再來，好嗎？」

他們倆都點頭同意。

我沿著原路回到車上，打電話尋求庫瑪醫師的開藥同意。他對於在這樣的環境提供麻醉藥品止痛劑感到有些不安，所以建議提供比平常較低的劑量。我告訴他，吉爾要來回走兩英里才能拿到藥物。

庫瑪醫師挫敗地嘆了口氣，問：「他不願意去安養中心？」

「他不肯。他的家人就在橋下，他希望離開時能有他們在身邊，就像其他患者那樣。」我堅定地告訴他。

「好吧，我來開藥。不過，妳探訪時能幫忙清點嗎？」

「當然，每個患者我都會這麼做。謝謝你。」

我完成剩下的文件，按下送出時，發現護理師助理德雅打電話來。「嗨！妳的家庭照護假結束了嗎？」我一接起來，就聽見她的問題。「我是這麼想的，但假如還沒，我真的非常、非常抱歉打擾妳。」

「我回來了。新的病人艾伯特先生也是由妳負責嗎？他人還不錯。」

「是的。如果妳想要，我這幾天可以陪妳一起去探訪他？」

「太棒了！孩子如何？」我問。

「他脊椎側彎的手術順利完成，現在正在物理治療。在探訪病患期間，還要抽出時間帶他去看醫生，實在壓力很大。」

「應該很辛苦，如果有需要，隨時可以找我幫忙。」

掛掉電話後，我查看時間。距離下一個患者的時段，還有大約一小時。我剛好在公公家附近，所以決定去拿假髮。今天是湯姆回去上班的第一天，所以當我在他和芭貝特的臥室中翻找時，屋裡寂靜異常。他和芭貝特的臥室？他的臥室？我不確定現在該如何稱呼了。假髮都放在架子上，但我選擇全部收進購物袋裡。畢竟，拿著塑膠人頭和真人的頭髮走在路上，感覺滿奇怪的。

我開車送假髮過去時，意識到這位患者和瑞奇住在同一條街上。我不禁好奇，他的房子現在落入誰的手中。但願不是這地區的某個開發商。一邊開車，我一邊注意到一台巨大的怪手，不禁感到不安。我在路邊停車，不在乎工人們會怎麼想，只盯著眼前的空地。瑞奇的家整個不見了，他鄰居家也是。不只如此，他們還把所有的樹都砍了——我和莉莎最後一次對話時，在我面前搖曳的那些樹木。從這兩塊地上的地基來看，建造中的會是價值數百萬美元的龐然大物。正是瑞奇最不想要的那種。

我又開車經過幾個街口，前往罹患癌症的年輕母親住處。我試著把對開發商的不悅放到一邊，拿著一袋假髮按了門鈴。一位較年長的女士來開門。

「嗨，我拿這些假髮來。」我一邊說，一邊有點尷尬地舉起袋子。

「喔，對，請進！是給我女兒的吧，她在屋內。」我沒有預期會被請進屋裡，但還是順從地跟著她進去。

「親愛的，安寧療護的護理師帶假髮來了。」她說著招呼我入內。我看到一位削瘦蒼白的女性躺在床上，穿著粉紅色睡衣和搭配的毛茸茸粉紅色帽子。

她小心翼翼地揭開棉被下床，對我露出真誠感恩的表情。

「要放在那裡嗎？」我指著衣櫃問她。

「事實上，我想試戴看看。假如效果不是我想要的，那我希望妳能把它們送給其他需要的人。」

我點點頭。雖然還沒準備好看其他人戴上芭貝特的假髮，但我別無選擇。我看著她從袋子拿出每一頂假髮，用手指梳理，我看過芭貝特這麼做無數次。逐一欣賞後，她選了一頂編了幾根辮子的亮金色假髮。她脫下帽子，戴上假髮，直髮垂落她的肩膀。站在她身後，我能從鏡子裡看見她的表情。她的眼裡盡是淚水，但臉上卻綻放大大的笑容。

「妳看起來又像妳自己了。」她的母親在門口感嘆地說。她轉頭面對我們，金色假髮跟著甩動。

「謝謝妳。這會帶給我的孩子一些正常感。」她對我說。

我微笑說：「真是太好了。」我為她感到開心，卻比什麼都更希望能再次看到我的婆婆在晚餐前戴上假髮和化妝，然後聽她開玩笑地說這看起來就像她真正的頭髮一樣。

離開他們家時，我看了患者的母親最後一眼。她即將步上我的後塵，面對痛徹心腑的悲傷。人生有時就是如此殘酷，我心想。

當晚回家時，布羅迪和克里斯在沙發上看電視，克里斯還穿著醫師服。

「回去上班的第一天如何？」我一邊放東西，一邊問他。

「還不錯。妳呢？」

「嗯，我收治一位無家可歸的新患者。他說的一句話讓我很有感觸。」我說著俯下身親吻布羅迪的頭頂。

「他說了什麼？」

「他說，人們會在感恩節給他食物，但那之後，他們就像是忘了他。這讓我很難受。」

「那麼，如果感恩節後，他還是妳的患者，我們可以在他有需要的時候給他食物。」

我笑了，覺得稍微舒坦一些。「聽起來很棒，謝啦，寶貝。」

克里斯站起身來，從水槽下拿出澆水壺。母親的喪禮過後，葬儀社詢問要把悼念者送的植物給誰。我們的同事、朋友和遠親至少送來八株大型的室內景觀植物。芭貝特所有成年子女們面面相覷，但沒有人自願接手。

最後，克里斯說：「我們帶走吧。」我輕捏他的手，暗示他這件事應該先討論一下。我不知道該把這麼多植物放在哪裡。我倆終於有機會獨處時，他對我說：「我們得收下這些植物，否則它們會被扔掉。」我點點頭，因為我看出這對他來說很重要。往後每隔幾天，我就會看克里斯為所有的植物澆水，確保它們的健康——幾乎就像是他以往對母親無微不至的照顧。

幾個星期後，感恩節來了又去。我已經探視過艾伯特很多次，他告訴我：「我的朋友都叫我艾爾，所以妳也應該這樣叫我。」我得知他來自墨西哥，在青少年時和父母移民至此，罹病前都在建築工地工作。他沒有直接告訴我自己是合法或非法移民，但從他失業後沒辦法享受社會福利這點來看，我有自己的推論。

吉爾總是陪伴在他身邊，告訴我艾爾的症狀，甚至也學習如何包紮艾爾的傷口。無論我如何再三提醒他們專線的用意，他們都沒打過緊急聯絡專線。艾爾總是等我按照時間表前來，即便我因意外而遲到，他也從不抱怨。

某天，當我抵達時，發現艾爾顯然承受強烈痛楚。我問他痛了多久，他說沒有太久。

吉爾立刻打斷他，說：「他騙人。他已經痛兩天了。」

我倒抽了一口氣，說：「艾爾！你怎麼不打電話？」

「我希望妳能花些時間陪家人，哈德莉女士。我不重要，我已經很習慣疼痛了。」

我在他的醫療用保險箱輸入密碼，取出醫生開立緊急狀況使用的嗎啡，向艾爾解釋道：「你聽著，一旦讓疼痛惡化這麼多，就很難治療了。我們有點像在玩傳接球。假如你疼痛一惡化就打給我，其實會讓我的工作更容易，懂了嗎？」

他點點頭，在痛苦中對我做了個鬼臉。我用針筒抽出最低劑量的嗎啡，說：「這是為了替你止痛。你願意注射嗎？」艾爾點點頭。「藥效很快就會發作。很抱歉你得承受這些。我們很快會把情況控制住，我保證。」我四下張望，尋找水源。通常，我會在使用針筒後用水清洗，以免黏手，但到處都看不到水龍頭。我只好把針筒放回盒子裡，內心暗暗提醒自己，下次要帶新的針筒和瓶裝水。

「我覺得很想吐。」艾爾突然抱著肚子說。

「你剛剛吃過東西嗎？」我問。

「沒有。我們最近沒什麼東西吃。」吉爾說。「我已經盡可能給他食物了，但實在不多。我可以到附近的垃圾桶找一找，等我幾分鐘。」

我覺得我快哭了。「不用，我的車裡有一些花生醬餅乾，我馬上回來。」取回餅乾後，我為艾爾拆開包裝，看著他小口咀嚼。

「好了，我好些了，疼痛也減輕了。謝謝妳，哈德莉。」他想把剩下的餅乾還我，但我用力搖頭，要他收起來。離開前，我教吉爾如何抽取和施打嗎啡，然後要他演示給我看。

「答應我，你們會打電話？」我指著他倆問。

「是的，哈德莉女士，我們會打電話。」艾爾說著，揮手向我道別。看到他明顯好轉，讓我放心不少。

我開車到辦公室參加每週的跨部門會議。經過敏蒂的辦公室時，我向她揮揮手，然後差點在轉角一頭撞上崔維斯。

「嘿，艾伯特的狀況如何？」

「今天不太好。他感到疼痛，而且沒有食物。我今晚會買些東西，明天送去給他，所以沒辦法參加明天的晨會。」

崔維斯先看了旁邊的空辦公室一眼，撇頭示意我跟上。他把門關上。

我困惑地問：「怎麼了？」

「事實上，我們不能為患者買東西。公司在這方面有嚴格的規定。」

「我不能讓艾爾挨餓，我還負擔得起。」我直視著崔維斯的眼睛說。我們的目標是讓患者舒適，而我無法理解他為何能接受患者沒東西吃。

「我只是希望妳小心一點，因為假如公司發現，妳可能會丟飯碗。我也不想當壞人，只是想保護妳而已。」他毫不退避地迎上我的視線。

我無法承擔失去工作對經濟造成的傷害。我沒有回答崔維斯，只是打開門，帶著沉重的心情默默走回辦公室。

當天稍晚，我向克里斯說了艾爾的處境。他立刻建議我買食物給艾爾。

「有個問題。崔維斯說我如果這麼做，可能會丟掉工作。」

克里斯低聲咒罵，但努力不讓在一旁玩卡車玩具的布羅迪聽見。他思考片刻，說：「還是買吧，管他那麼多。」

「我不能丟掉工作。我們需要這份收入和健康保險。」

克里斯重重嘆了口氣，用手撥了撥他深色的頭髮。

「或許在這種時候，我就該學著在工作和家庭生活間劃清界線，就像我的心理師所建議的。我們出去吃晚餐吧。」我提議。

「好吧，布羅迪，去穿外套。」克里斯同意道，然後拿起他的鑰匙和外套。我們到我們最愛的海濱餐廳，讓我暫時忘記工作的事。但只維持到食物上桌為止。服務生把滿滿一盤玉米片放在我們面前時，我看著克里斯說：「我覺得我吃不下。」

「我也是。」他說。我們都毫無胃口地翻動著開胃菜，後來沒有點任何主菜就離開了。回到家後，我整個晚上輾轉難眠，滿腦子都是挨餓的艾爾。隔天早上起床時，床的另一側是空的。我走進廚房，看見克里斯的笑臉。他剛煮好一壺咖啡。一想到要上班，就讓我感到畏懼。

「我今天可以送布羅迪去學校。」克里斯提議。這平常是我的工作，但我很感激他願意代勞，讓我有更多時間做心理準備。洗好澡、穿好衣服、整理好前一晚的工作信件後，我坐上車，習慣性地把皮包放到副駕駛座上。我聽見一些碰撞聲，轉頭才注意到那裡放了許多金魚餅乾、蘇打餅乾和杯裝水果沙拉。我笑了，拿出手機，立即傳訊息給克里斯：「剛上車。這代表我心裡想的那個意思嗎？」

「是的。不要在良心上妥協。假如妳因此丟了工作，我們會有辦法的。」

我看著儀表板上的時鐘。我本來是計畫要去參加晨會的，假如沒有出現，肯定會引起關注；但假如去了，今天的病人太多，不可能再擠出時間去看艾爾。我想要找出解決方法，於是點開護理師助理的行程表。今天安排德雅去看艾爾，她通常很早就會出發，所以她現在和他在一起的機率很高。我緊張地撥打了她的電話，她接起來，用一貫的活潑語氣和我道早安。

「妳該不會剛好在艾爾先生那裡吧？」我問。

「是的，剛到而已。」

「妳需要幫手嗎？」我試探地問。

「喔，不用，我處理得來。」她有禮貌地回答。

「德雅，我今天需要妳需要我的幫忙。」我希望自己的語氣能更有說服力些。「他沒辦法自己走路，而且他還挺魁梧的。妳可能需要別人的協助才能為他清洗身體。」

電話另一端安靜了一陣子，我以為德雅或許已經掛電話了。終於，我聽見她回答：「妳知道嗎？我今天早上背有點痛。我會打給崔維斯，告訴他我需要一些幫助。」

我在心裡暗自慶賀，但冷靜地告訴她，我很樂意去幫忙。「或許妳可以建議崔維斯，讓我們進行雙人訪視，達到這一週的標準。」我告訴她。

「了解。」她說。我感到滿意，但另一方面卻又擔心崔維斯會一眼識破我們的伎倆。開車前往艾爾先生所在地的十分鐘後，我看到手機螢幕亮起，是辦公室打來的電話。

「哈囉？」我接起來。

「嗨。」是崔維斯。「德雅需要一些幫忙。妳能順路很快地協助艾伯特先生一下嗎？」

我安靜片刻，假裝在認真思考，才說道：「我想應該可以。」我很快地結束通話，以免露出馬腳。整趟車程，我覺得自己全身充滿緊張的能量。我停好車，把食物高高堆疊，用下巴固定住。德雅在遠處朝我揮手。我向他們走去，把食物放在艾爾的帳篷附近，然後四處尋找吉爾的身影。

「他暫時離開艾爾，讓他在我們為他清洗時能有點隱私。」德雅看出我在想什麼。

「了解。嘿，艾爾先生。」我呼喚道。他揮揮手，我注意到他的狀況比昨天又更糟了。

「我為你帶了一些食物。抱歉，這些大部分是我兒子愛吃的，但我今晚可以去超市一趟。你想來一些餅乾嗎？」艾爾先生點點頭，什麼也沒說。我拆開餅乾的包裝，一片一片拿給他。每吃一片，他看起來就好轉一些。他用瓶裝水沖下每一口食物。

「呃，妳不能告訴任何人我這麼做。」我悄聲交代德雅。

德雅笑了，眨眼說：「妳以為他的瓶裝水是怎麼來的？」我瞪大眼睛看著她。她說：「這是我們的祕密喔。」

等艾爾吃完幾包餅乾後，德雅和我一起為他清潔身體。在更換繃帶前，我伸手進醫藥用保險箱拿止痛藥。換藥總是會讓他很痛。我仔細檢查，確保藥品的存量不會過低。但藥瓶還有一半以上的量。

當我用針管抽取藥水時，艾爾阻止了我，說：「不，我不需要。我的腿大部分都沒有感覺了。」這是個壞徵兆，代表他的情況惡化了。如我所料，當我剝開他的舊繃帶時，他不像平常那樣痛得皺眉或掙扎。事實上，他看起來似乎完全沒有意識到我在做什麼。

清潔傷口時，德雅在旁觀看，並適時將我需要的器材和藥品遞給我。「妳有一天也會做這些事嗎？」艾爾問德雅。

「但願可以，但達成目標的過程非常困難。」她回答。

「她有一天一定能成為很棒的護理師。」我插嘴道。「在我們公司再待幾個月，公司就會開始付錢讓妳受訓，對吧？」我問德雅。

她微微一笑，沒有回答，只是輕輕拍了我的肩膀。我困惑不解，因為不過幾個星期前，德雅才告訴我，她非常期待進入護校，為兒子創造更好的生活。包紮完畢後，我微笑著詢問艾爾先生，我們還能為他做些什麼。

「沒了。妳們是天使。」他說。德雅和我與他道別，我又提醒他，需要時隨時可以打緊急專線。

走回車子的路上，我把手插在外套口袋裡，以抵擋水面吹來的冷風。走了一分鐘後，德雅打破沉默。

「我要辭職了。」

我很震驚。她是我合作過最棒的護理師助理。我想要尊重她的決定，但也懇求她不要走。

「崔維斯替我加薪和升職，要我協助訓練附近其他的護理師助理。」

我更困惑了，說道：「這很棒啊！妳當之無愧！妳一定能勝任這份工作。」

德雅搖搖頭，說：「我不能接受。我計算過很多遍，根據員工健康保險政策，我和兒子的保費每個月是九百美元，而我現在使用的聯邦保險補助是免費的。這代表和現在相比，我的收入反而會減少。我們已經幾乎每個月都透支了。假如加薪，聯邦保險會認為我賺太多錢，而把我們剔除。我的兒子病了，我沒辦法承受失去健康保險的風險。」

我試圖理解她說的情況，努力想出解決的方法。「他們不能讓妳留在現在的職位，不幫妳加薪嗎？」我問。

她搖搖頭，馬尾跟著擺動。「他們已經找到新人了。我接受了另一間公司的工作邀約，這是我的最後一個星期。」

我重重地嘆了口氣，說：「我會很想念妳的。」

「我也是，哈德莉。」德雅回答。「人生有時很殘酷，對吧？」

「的確如此。」

當天稍晚，我一邊進行睡前護膚，一邊把德雅離職的事告訴克里斯。

「真是太糟了。但，至少妳知道假如妳因為給食物的事情被開除，那麼在妳求職時，至少別間公司會有個人能為妳背書了。」他開玩笑地說。

「說得也是。」我笑著洗臉。我穿上睡衣，進入夢鄉，直到幾個小時後，被手機鈴聲吵醒。我看了時間：凌晨三點三十三分。我困惑地瞇著眼打量手機螢幕，來電者是亞曼達。

「妳好？」我睡意濃厚地說著，一邊走向廁所，希望不要吵醒克里斯。

「哈德莉，真是抱歉。我知道妳不是待命的護理師，但艾伯特先生的朋友打電話來，聽起來真的很緊急。只不過，當他發現不是妳待命，就把電話掛掉了。我想要回撥，但都打不通。」

「喔，老天啊。」我倒抽一口氣。

「我已經告訴崔維斯了，妳不一定要過去。」亞曼達說。

我打斷她。「我得去。他們之前從沒打電話過。我知道這很緊急，我要出發了。」我憑藉手機手電筒的光，在抽屜裡尋找乾淨的護理師服，感到腎上腺素飆升。打扮完畢，我輕輕把克里斯搖醒。

「請不要生氣。很難解釋，但我得去看一位患者。」

「什麼？我以為今天不是妳待命？」

「不是我。但我還是得去。」

「妳的諮商師說，這類的事有一天會讓你崩潰。」他說，顯然醒了。

「親愛的，請相信我。我知道出了嚴重的事。那個人被全世界拋棄，我不能也這樣對他。」

「好，去吧，我相信妳。我只是很在乎妳。」他說。

「我知道。我愛妳。」說完，我很快地吻了他，然後衝出門去。

接近橋下時，我看見火堆燃燒，照亮出周圍一群人的身影。氣溫很低，我把大衣拉得更緊。雖然周遭環境特殊，但我絲毫不感到恐懼。艾伯特是對的：每個人都知道我為什麼在這裡，沒有人會來招惹我。我跨過一些空瓶子，經過喃喃自語的人們，內心平靜異常。我四下張望，想找到熟悉的臉孔，然後發現了吉爾。與我四目相接時，我可以看出他鬆了一口氣。「妳來了。」他說著快步繞過火堆，朝我走來。

「我當然要來。現在的狀況呢？」

吉爾搔搔後腦杓，說：「讓他來告訴妳吧。在打電話給醫師之前，請先聽聽他的說法。」

我困惑地點頭，跟著吉爾來到艾爾的帳篷。艾爾躺在地上，蓋著破爛的毯子。我放下護理包，彎身坐到艾爾身邊，掀起一小陣沙塵。「嗨，我來了。」我柔聲對他說。

艾爾睜開眼睛看我，說：「哈德莉，我要告訴妳一件事。我知道這應該是藥物的副作用，但請妳先聽我說。」

我點了點頭，把袖子往下拉，蓋住冰冷的雙手。「你慢慢說，我在聽，我不會評斷你的。」

「我知道，但請不要把我的藥拿走。」艾爾停了一下，才又說：「我媽媽在這裡。」

我點點頭，控制自己的表情，鼓勵他說下去。

「我媽媽已經過世很久了。我知道這只是幻覺，但我從來沒有這麼快樂過。我現在不痛了，而且有她在我身邊。拜託不要把我的藥拿走。」

「艾爾，假如這不是幻覺呢？」我問。

艾爾停了下來，眼神越過我，看著外頭的黑暗。片刻過後，他笑了。

「真的是我母親嗎？妳不覺得我瘋了？」他問。

「我真的這麼認為。我一點也不覺得你精神失常。她有對你說什麼嗎？」

「她說我們要去旅行，可以好好休息了。」

「是嗎？那我想，你應該聽她的話。」我微笑著說。吉爾就在一旁，也面露笑容，用嘴形對我說：謝謝。

「我會確保他的藥量無虞。」我告訴吉爾。我伸手到保險箱，取出裡面的嗎啡。藥量維持在昨天早上的刻度。艾爾今天一點止痛藥都沒有服用，但他卻絲毫不感到痛苦。他的狀況絕對不可能是藥物的副作用。

「事實上，這絕對不是……」我開口告訴艾爾，卻發現他已經陷入熟睡。

「就讓他睡吧。」我告訴吉爾。「我明天早上再過來。好吧，其實現在已經算早上了，所以是幾個小時後。」

「謝謝妳把他當成一個人來對待。」吉爾說。

「謝謝你當他這麼好的朋友。如果沒有你，他不可能撐這麼久。」

獨自走回車子的路上，我覺得有什麼跟著我，彷彿有位好友安靜地陪伴我。這樣的沉默讓人感到舒適，不需要說話。我內心充滿無比的安全感。

回到家後，我爬回床上，試著讓自己再多睡幾個小時。躺在床上時，我還是可以感受到同樣的力量在我身邊。這並不可怕；比較像是有個朋友和你待在同個房間，卻不在你的視線內。你知道朋友在這裡，卻看不見對方。

幾個小時後，我睡眼惺忪地逼自己起床。我聽見布羅迪在隔壁的房間裡玩耍。我還是有種並非獨自一人的奇特感受。我走進廚房，為自己倒了一杯咖啡。我告訴克里斯：「我覺得雖然獨處，卻不是一個人。你有過這種感覺嗎？」

「喔，有啊，雖然不常，但我肯定知道妳在說什麼。」

「或許我只是累了。」我一邊說著，一邊走回臥室，準備開始新的一天。我從櫃子裡拿出乾淨的護理師服穿上，然後把脫下的睡衣捲起來，丟進洗衣籃裡，恰好就落在幾個小時前的髒工作服上。我想起自己沒有把名牌拿下來，在翻找的過程中，突然覺得頸後吹過一陣風。我凍結在原地，沒有勇氣檢查風的來源，等待片刻後才打開臥室的門，對克里斯喊道：「嘿，剛剛空調突然吹出風來嗎？」

「呃，對，打開的時候。怎麼了嗎？」他高聲回答。

「喔，那沒關係，是我想太多了。謝啦。」我又把門關上，不禁嘲笑起自己。化完妝，把沒洗的頭髮綁好後，我也為布羅迪換上衣服，把他抱到車上。

我覺得自己好像忘了什麼，卻一點線索也沒有。把布羅迪送到學校後，我猛然想起自己還是沒有把名牌從髒衣服上拿起來。我哀號著掉頭，知道自己的晨會一定會遲到，但也知道就算直接上班，崔維斯也會逼我回家拿名牌。我衝進屋裡，用力扯下名牌，低頭看著手錶，不禁鬆了口氣：我大概只會稍微晚個一、兩分鐘。

到辦公室的路上，前方的車突然緊急剎車。我挫敗地哀號，這下真的要遲到了。幾分鐘後，車陣終於開始緩慢前進。大約過了一英里，我才意識到塞車的原因：兩輛卡車相撞。看著車禍的慘況，我感到呼吸困難。雖然很嚴重，不過換個角度想，假如被撞的不是堅固的大車，一定會嚴重好幾十倍。被撞的可能是我，我可能會死，我心想。幸好，雙方看起來都沒受傷。那一瞬間，我暗自慶幸自己把名牌忘在家裡。

晨會開始又結束了，崔維斯宣布德雅要離職，我朝著她的方向嘟起嘴。

「我們會傳下表單，讓大家填寫歡送會要提供的食物。」崔維斯說到一半，我們的接待人員突然探頭進來，直直看著我的方向，說：「艾伯特先生過世了，他的朋友剛剛打電話來。」

我收拾東西，安靜地離開會議室，朝著橋的方向開去。

抵達時，我看到了美麗的景象。在這段時間裡我所認識的，和艾爾先生共同生活的人們，都聚集在他身邊，手牽著手地禱告。他們退開，讓我上前，淚痕滿布的臉龐上，他們對我微笑著，表現出禮貌。我拿出聽診器來確認死亡，開始計時兩分鐘，同時看著這些愛著艾爾先生的人。我聽著他們靜靜為他禱告，有些人睜著眼，有些則閉著。我很慶幸艾爾能和像家人一樣的他們待到最後一刻。兩分鐘過去，我記錄死亡時間，抬頭發現吉爾坐在幾英尺外的沙地上，盯著水面發愣。

「嘿。」我輕聲說著走到他身邊。

「好吧，我們都知道這一天遲早要來臨，對吧？」他努力忍住淚水說。

「艾爾非常喜歡妳。謝謝妳照顧他。」

「我也很喜歡他。」我說著在吉爾身邊坐下。「我已經通知了願意進行慈善火化的葬儀社。如果沒有親屬出面，你想要他的骨灰嗎？」

「好的，他希望我把他撒在這，和大家在一起。妳也可以來。」他說。

「我一定會的。」

葬儀社抵達後，在吉爾的幫助下小心地把艾爾抬上輪床。吉爾淚流滿面地向摯友道別。

「請一定要通知我儀式的時間，好嗎？」我對吉爾說。

「我答應妳。」

「這不是永別，而是改天見，好嗎？」

「改天見。」吉爾擠出笑容對我說。

我揮手離開，但還沒走太遠，就聽到吉爾對我大喊：「艾爾前幾天一直在說，他有不好的預感，妳會發生車禍。開車一定要小心，好嗎？」

我僵在原地幾秒，才轉頭看著吉爾，說：「謝謝你，我會的。」

這幾年來，我漸漸相信，有時雖然原因不明或找不到符合邏輯的解釋，奇特的事件就是會發生。如今回首，我相信自己那天晚上和隔天清晨所感受到的力量，某種程度上，一定和艾爾有關，那股力量的目的，一直都只是為了守住我的平安。

Chapter 11

不讓任何人孤獨離去

——法蘭克

我走進會議室，手裡拿著起司義大利通心麵，看著裡頭的布置。長桌上掛了「我們會想念妳！」的布條。德雅的歡送派對預定和庫瑪醫師的每週會議同時舉辦。

我從護理師服的口袋裡拿出一支筆，在給她的卡片上簽名。我寫道，她是個很棒的護理師助理，沒人能取代她。接著，庫瑪醫師帶著他的菜餚走進來。

他把盤子放到我旁邊時，我說：「聞起來好香！是什麼啊？」

「三角餃。但這不是我的功勞，是我太太做的。」他回答。

「感謝老天不是你做的。」我開玩笑道。

庫瑪醫師放下筆記型電腦，在後方的牆壁找到插座。他還穿著醫院的白袍，脫下來時，他似乎想起要和我說什麼。「喔對了，我正在幫醫院執行新的計畫。」

「哦？」我看著手機回答。我的信箱似乎在前半個小時被塞滿了，讓我嚴重分心。

「是的，我覺得妳是很棒的人選。妳進入安寧療護快滿兩年了，對吧？」

「幾個星期前剛滿兩年。」我告訴他。

「那麼，我希望妳和亞曼達開始在醫院提供安寧療護諮詢服務。我注意到，當我們的社工師解釋安寧療護服務時，通常無法回答家屬大部分的問題。」

「是，這麼說有道理。」我點頭。

崔維斯在我們的話題快結束時加入，說道：「我們其實已經有一個患者想安排給妳了。」

「太快了吧。」

「妳能在會議結束後過去嗎？」

「好吧，回答一些問題對我來說應該很輕鬆。」我過於輕率地回答。

這是我在婆婆過世後第一次踏進醫院，一切的景象和聲音都很熟悉。地板看起來才剛打過蠟，化學清潔劑的味道一如往常地刺鼻。櫃檯人員坐在橄欖形的桌子後方，準備提供指引。我繞過她，朝電梯走去。只要穿著護理師服，就不會有人質疑我的來意和目的。

我複習了一下關於患者法蘭克先生的資訊，這樣家屬就無須再對我解釋。從照顧芭貝特的經驗，我知道這件事多麼令人疲憊又挫敗。

我朝著三二八號房走去，病房裡很寬敞，有一扇大窗戶和一張沙發，病床則被調成椅子的形態。躺在病床上的男子脖子上包著大片繃帶，發出輕微的鼾聲。沙發上坐著一個看起來六十多歲的女性，戴著眼鏡，正在編織毛線。

「嗨，我是安寧療護服務的哈德莉。」我輕聲對女子說。

她從毛線織品上抬起頭，轉身面對我，說道：「我是雪兒。」她對我伸出手。我們握手後，我詢問她是否能坐下。她點點頭，我坐下，拿出放了說明手冊的資料夾和一支筆。

「在我開始之前，妳有任何疑問嗎？」我問。

「我們會被逼著禱告，或是參與宗教活動嗎？」

「當然不會。我們的患者來自各種不同背景。如果你們有需要，我們也有一位牧師，但這不是強制性的。」

「好的。」她聽起來鬆了一口氣。「因為我打了幾通電話求助，但對方都是宗教組織，都想來為我們禱告，那讓我們很不舒服。」

「那你們需要哪些協助呢？」我問。「我們也有位很棒的社工師。」

「事實上，今天早上他們告訴法蘭克，他需要再輸血一次。」我點點頭，鼓勵她說下去。「不過這不是必要性的，因為他已經要選擇安寧療護照護了。輸血只會讓他再多撐幾天。我們沒有保險，得自掏腰包。我問他們要多少錢，雖然還沒得到答覆，但我猜應該要好幾千塊。」

聽她說話的同時，我一邊在心裡思考他們的選擇。他還不滿六十五歲，代表他並不符合聯邦醫療保險的資格。

「你們有試過申請聯邦醫療補助嗎？」我問。

「我們被拒絕了。我們擁有一間度假租賃管理公司，所以夏天的收入很不錯，但到了冬天就很糟。我們的稅務報表顯示，去年的收入挺好的，有五萬美元。不過法蘭克生病後，這些錢一下子就見底。我研究了私家保險公司，但我們連他們要求的月付額都付不出來。」

「那麼，好消息是，我們的安寧療護服務也會收慈善核准的患者，所以妳不會收到我們的帳單。只不過，我認為輸血並不包含在服務範圍內。」我的聲音越來越小。法蘭克突然開始無法克制地劇烈咳嗽，打斷了我的思路。一邊咳嗽，他一邊用力抓向脖子上的繃帶。他的妻子快速起身，跑到他身邊壓住繃帶。他停了下來，癱軟在床上看著我。

「妳是來討帳的嗎？」他問。

「不，我是安寧療護的人，我來這裡回答你們的問題。」

「那些該死的管錢的到底在哪裡？」他惱怒地問。我並不怪他，因為等著別人來宣告你是否負擔得起再活幾天，一定是痛苦的折磨。

「我來看看我能為你們做什麼。」我說著走出病房，尋找病房的祕書。解釋了我的目的後，她用拇指比了一群穿著護理師服、正在電腦上打字的女性。

「嗨。」我走向她們，說道：「我無意催促，但妳們是否有人知道三二八號房法蘭克輸血的報價更新呢？」

一名梳著包頭的黑髮女子翻閱一堆資料，才回答道：「是，我還沒時間處理這個。他們負擔不起的。去讓安寧療護的人幫他們辦理收治手續吧。」

「喔，我就是安寧療護的人。」我說。

「很好！」她說著，在面前的紙張上打了大大的勾。「妳去告訴他這個，我就少了一件事。」說罷，她轉過身繼續使用電腦。

「我覺得我沒有立場告訴他們。」我說，但她不知道是沒聽到，或是不想理我，只是繼續打字。太好了，我心想著，回到三二八號病房。

「我找到個管師，她說輸血治療，呃，超出預算。」我告訴法蘭克和雪兒。「不過他們沒有說具體的數字。」

他們面面相覷。

「我們可以拿退休金出來。」雪兒說。

法蘭克嘆了口氣，說：「我不希望我離開之後，妳一毛錢也沒有。」

「但我不想失去你。」她說。

「多幾天又有什麼意義？」法蘭克問。「結果還是一樣的。就在那文件上簽名吧。」

雪兒淚眼汪汪地轉向我。

「我想，就這樣吧。我要在哪裡簽名？」

他們的互動讓我震撼，我沒辦法想像這樣的抉擇有多麼艱難。我花了幾分鐘整理思緒，告訴他們醫院會安排法蘭克回家，我會在他們家中協助辦理收治的手續。雪兒點點頭，法蘭克則神情凝重地看著前方。

幾個小時後，我帶著收治程序的文件包走上他們家的車道。我按下門鈴，站在門廊上等著雪兒應門。

「嗨，又見面了。很抱歉，我不記得妳的名字。」雪兒一邊說，一邊招呼我入內。

「我是哈德莉，我知道妳已經有很多事要操心，別放在心上。」我說。

「真的很多。」她說著帶我到他們的臥室。法蘭克睡得很熟，所以我在評估檢查時，盡量不吵醒他。法蘭克罹患頭頸癌，頸部突出一個巨大的腫瘤，外頭用繃帶包住。在開車途中，我和庫瑪醫師談過，他說如果看到血跡再換繃帶就好。腫瘤很可能正在緩慢出血，庫瑪醫師警告我，這樣的死法很罕見，但卻怵目驚心。

在不打擾法蘭克的情況下，我進行了大部分的檢查，才把他喚醒，詢問疼痛的狀況。他說，吩坦尼穿皮貼片把疼痛控制得很好。我繼續詢問收治的問題，來到信仰的部分。我知道雪兒並不希望涉及這些，但我還是得問。

「法蘭克，你覺得你的信仰是什麼？」我問他。

「無神論。」他回答。「我死了以後，就什麼都沒了。」

我在平板電腦記錄他的答案。「你還有什麼顧慮，是我們需要留意的嗎？」我問。我會如此詢問每個患者，而無神論者的答案通常是沒有。

「我是說，我很怕接下來會發生的事。」法蘭克說。「但我想這個你們也幫不上忙。我不覺得死後會有其他的事發生。」

「我想，很多人都有這種感覺，只是不願意承認。」我告訴他。「我以前也很害怕死後的事，有許多患者也都這樣告訴我。」

「以前嗎？是什麼改變了？」他問。

我仔細思考，不希望自己的答案聽起來太輕率，然後才告訴他我的答案。成長過程中，我曾經堅信來生。在泰勒過世後，青春期到剛成年階段的我開始質疑這個信仰。那些年，我認為一切黑白分明，要麼就有宗教信仰裡的天堂，要麼就什麼都沒有。我認為，關於生死的大哉問，要麼有明確具體的答案，要麼就完全沒有解答。而現在，安寧療護的工作讓我見證了許多無法單純用機率或醫學說明的事物。有許多患者看見已逝的摯愛，也有許多奇妙的巧合，例如伊迪絲家的火災或艾爾的車禍預感。而我的同僚們所見過的大概是我的十倍以上。我無法忽視這些證據告訴我的：確實有超越死亡的存在。對我來說，一切不再可以用理性解釋。

孩提時期，我總是想為一切事物的運行找到解釋。為什麼除了美好的奇蹟外，世界上還有那麼多壞事？如同泰瑞莎所說：怎樣的神會允許這些事發生？但安寧療護的工作挑戰了我的世界觀。我的諮商師讓我更坦然面對我們稱為「生死之間」的一切。她曾經告訴我：「不一定要黑白分明。」我可以接受世界上有壞事發生，同時也擁抱生活中的靈性時刻，深知這兩者同樣真實。

我覺得自己可以回答法蘭克的問題了。「之所以會改變，是因為照顧了像你這樣的病人。」我說。「我看見許多患者都見到逝去的摯愛，看見他們的恐懼在過世前消失。這是巧合嗎？或許一、兩個案例是巧合，但數百個呢？我不再認為只是巧合而已。」

「或許妳將來可以寫一本書。」法蘭克微笑著說。

「或許吧。」我也笑了。

「不過有個但書。」他說。「妳得在書裡寫到我。我希望大家知道，不是每個人都相信死後的世界或來生。」

「說好了。」我和他打勾勾。我從法蘭克的聲音聽出，他已經十分疲憊，於是快速完成剩下的程序，讓他可以早點休息。

離開他們家之前，我確認雪兒沒有其他問題。她很感激我們的幫忙，但我知道她已經精疲力竭。我鼓勵她好好休息一下，如果有問題立刻打給我們。

我透過電話參與當天的晨會，向團隊簡報法蘭克先生的狀況，並特別強調他和妻子不想要任何宗教上的勸導。每個人都表示理解，於是我掛上電話，準備下班回家。我思考假如法蘭克因大量失血而死，會是怎樣的狀況，這樣的情景又會對雪兒帶來多大的創傷。我祈禱不要發生這樣的事，但也接受情況並不在我的控制之中。這是我從諮商師那裡學習的技巧，我覺得自己越來越精熟了。我不確定諮商師是否同意這一點，但當晚我坐在沙發上和布羅迪與克里斯一起看電影時，並沒有不斷檢查手機，或擔心自己是否錯過公務電話。我覺得自己進步很多。

兩天後，我前往法蘭克的家探訪。雪兒開門時看起來憂心忡忡。

「他正在和某些人說話。」她告訴我。

「是的，這完全正常。」我向她保證。「我們一起去看看他，讓我好好和妳解釋。」

走進臥房時，我注意到法蘭克在撥弄脖子上的繃帶。但他看起來大致上蠻冷靜。

「親愛的，護理師來了。」雪兒說。法蘭克看著我，有些心不在焉地微笑。「我告訴她，你有點神智不清。」她對他說。

「我沒有神智不清。我的妹妹來看我，沒什麼好怕的。不用怕我妹妹。」他冷靜且肯定地回答。

「你的妹妹已經死了。」雪兒的聲音高了一個八度。

我把手放在她的手臂上。「收治的相關文件妳留著嗎？」我問她。她點點頭，用衛生紙擤了鼻子，把文件從抽屜裡拿出來交給我。我打開翻出一張小小的藍色傳單，上面寫著「我所見的死亡」（Gone from My Sight: The Dying Experience）②。入職後一年，我們的文件包裡就新增了這張傳單，因為這個現象實在太常見，幾乎已經是患者狀況惡化的必經階段了。

---

② 美國護理師 Barbara Karnes 所寫的一本關於臨終歷程的指導手冊。

我打開傳單，翻到說明過世的親友來探訪患者是正常現象的部分，拿給雪兒看。

「但是，為什麼會這樣呢？」她問。

我聳聳肩，說：「這樣的事就是會發生，我們只能找出自己的解釋。」

「我們並不希望牽涉到宗教的成分。」她的聲音聽起來很挫敗。「我已經告訴過妳了。」

「這其實是醫學上的現象。無論何種信仰的病人都可能會經歷。」

「我是說，我一直以為這些人只是神智混亂。法蘭克的神智很清楚，他很快樂。他怎麼快樂得起來？」她問我。

「我希望能給妳答案。我最近才剛剛學會坦然接受未知，甚至從中得到安慰。我只知道，法蘭克和其他臨終患者，都告訴我們不需要害怕。我們有一天也會自己找到答案的。」

「這聽起來有道理。我相信他。」她緩緩地說。「我們有一天會找到答案的。」她蹲在丈夫床邊，緊握著他的手。

很快地，法蘭克陷入昏迷。當雪兒問我還剩多少時間，我告訴雪兒我給每一位臨終者家人的答案：「通常是接下來的七十二個小時。但有些人只有幾分鐘，也有人撐了一個星期。一般來說，都會是七十二小時內。」

雪兒那兩天都沒有離開法蘭克的病榻。第三天，我問她是否能讓我們的志工威爾來幫忙，讓她能稍微休息一下。

「需要付錢嗎？」她問。

我告訴她：「不，威爾甚至不會跟我們公司收錢。他只是一個非常善良慷慨的人。我想，妳會喜歡他的。」取得同意後，我在前往下一位患者家的途中打電話給威爾，請他當晚過去幫忙，讓雪兒休息。威爾答應在晚上七點抵達。我告訴他，我當晚待命，有需要隨時可以直接聯絡我。

「是真的輪到妳，還是為了法蘭克特別安排的？」威爾問我。

「怎麼，你現在是我的諮商師了嗎？」我笑著說。「真的輪到我待命。我的諮商師最近在幫我處理過勞的問題，我已經不會那麼做了。」

「我才不相信。」他說。

「好吧，你確實不該相信，因為我是騙你的，但我已經克制很多了。」我繼續笑著回答。

威爾在晚上十點多打電話來。我剛和克里斯與布羅迪吃過晚餐，正準備哄布羅迪上床睡覺。我很感謝自己有時間完成這些。

「他的繃帶在滲血。」威爾回報。「我應該把雪兒叫醒嗎？」

「不！」我很快地回答，因為我知道接下來的情景可能多麼駭人。「我盡快趕過去。」

我躡手躡腳地走進法蘭克和雪兒的家，悄悄來到臥室，努力不吵醒睡在客廳沙發上的雪兒。臥室很暗，只有床頭燈隱約照亮威爾帶來的報告。當威爾不擔任好人好事代表時，他是個老師，所以時常在患者睡覺時批改學生的報告。

眼睛適應了昏暗的燈光後，我可以看見法蘭克的繃帶已經溼透，他的皮膚也比之前更加慘白。很顯然，他正在緩慢地失血，如同庫瑪醫師警告的那樣。

我戴起手套，拿出公務包裡的紗布，又從旁邊的廁所拿了小垃圾桶，放在法蘭克的床邊。我移除舊的紗布，很快地用新的紗布在他的脖子上加壓，但不到幾分鐘就被血染得溼透。我別無選擇，只能守在床邊，每隔幾分鐘就換一次紗布。當我站著為傷口加壓時，注意到威爾盯著我看。

「你願意做這些事，真的很棒。」我柔聲告訴他。「我以前好像忘了告訴你，每個人都非常感激你。」

他聳聳肩，說：「我是為了自己。」

「你太謙虛了。這不可能是自私之舉。」

「想聽個故事嗎？」他問。我點點頭，所以他繼續說：「我的母親在我青少年時過世。」

「我很遺憾。」我說。但威爾舉手制止我說下去。

他說：「我當時不在場。我們有一整年都沒說話。我向她出櫃時，我們大吵了一架，從此不再說話。她孤單地死去。我彌補錯誤的方式，就是不再讓任何人孤單死去。」

我又一次為法蘭克更換紗布，一邊感受威爾說的話沉甸甸地壓在心頭。我想告訴威爾，這不是他的錯，但又覺得不該在他沒有詢問的狀況下，表達自己的想法。我只告訴他，無論動機為何，他做的事都很了不起。他繼續批改學生的作業，我也繼續固定法蘭克的頸部。

近期，我正在練習發揮同理心，而非同情心。諮商師和我談過這件事。一直以來，甚至早在急診護理師時期，我的動機都是出於同情心。我會站在患者或照護者的角度，設身處地為他們著想，對威爾這樣的人也是。我感受到他們的痛苦和失落，這也深深地影響我。說實話，我覺得這樣的共感能力是讓我成為出色護理師，特別是安寧療護護理師的原因。但這也對我造成傷害，我很確定，這就是許多護理師都承受心理健康的挑戰，無法待在崗位上太久的原因。事實上，僅有四分之一的安寧療護護理師在職場待超過五年。

但另一方面，同理心是能感受某人處境，卻不受到影響的能力。同理心讓我保持專注和關懷，卻不至於過度投入，因此能在不過勞的情況下繼續有良好的工作表現，也不需要和許多同僚那樣轉向黑色幽默來保持理智。同理心也讓我與許多病患及其至親，共度人生中的重要時刻。

我想要繼續做這份工作，繼續幫助患者們待在家裡，在過程中傾聽他們和家人、寵物的故事。我希望繼續致力為臨終患者，在最後的日子創造寧靜祥和的環境。同時，我也希望好好照顧自己，珍惜身邊的人。

法蘭克過世時，我和威爾陪在他身邊。他的心跳停止時，也就不再失血。我很快地丟棄垃圾桶裡滿出來的染血紗布，並且叫醒雪兒，讓她做最後的道別。她只有一個問題：「過程很平靜嗎？」

我誠實地回答：「這是我見過最平靜的離世。」

Chapter 12

一切都是最好的安排

——亞當

當我接到亞當的案子時，我不太開心。

「在打給我之前，妳有先問崔維斯嗎？」我詢問通知我的指揮中心護理師，因為她告訴我，我即將照顧腦癌患者。

「是的，他知道。」她的聲音聽起來很困惑。

我掛上電話，立刻打了崔維斯的號碼。「我告訴過你很多次，我不想照顧腦癌患者。我已經清楚畫下界線了。」電話一接通，我就告訴他。

「我知道，我知道，但真的已經沒有其他人可以了。拜託。」他說。

我憤怒地掛上電話。一想到要照顧腦癌患者，要再次看見芭貝特曾經歷的一切，就讓我感到反胃。那曾經是我最重要的任務，我卻搞砸了。克里斯和我的諮商師都試著告訴我，那不是我的錯，但過了六個月，我依然背負沉重的罪惡感。

我把車停在醫院的停車場，深呼吸了好幾次，試著讓自己冷靜下來，卻沒什麼效果。我只想尖叫。芭貝特過世以來，我第二次踏進醫院，詢問櫃檯我的患者在哪一間病房。

「他在急診室的六號房。」她給我指示。

當然。我婆婆過世的那間病房。

急診室一如往常地忙碌。護理師跑來跑去，到處都是嬰兒的哭聲，還有各種難以辨識的混亂機器聲響。這和我所習慣的安靜居家環境簡直是天壤之別。

走進六號病房時，我再次深呼吸。躺在床上的患者應該就是亞當了。他看起來相當年輕，應該不超過三十五歲。他穿著病人服，下方連接大量管線。他似乎神智不清，或是陷入睡眠。床邊的塑膠椅上坐了個一頭金色直髮的女性，握著他的手，看著監控螢幕。另一張椅子上則是個六、七歲的小男孩，正全神貫注地打電動。

「妳好，我是安寧療護服務的哈德莉。」我說著，努力讓聲音保持平靜。

「喔，嗨！」女子說道，站起身來和我握手。「我是吉莉安。」

「真是抱歉，他們沒有給我太多資訊。」我轉向正在病房電腦輸入資料的護理師，問道：「妳能快速為我簡報一下嗎？」

「好的。」護理師回答的同時，用泡泡糖吹破了一個泡泡。「他大概一小時前入院。腦癌。我們什麼忙也幫不上，所以把妳找來。」

她的冷漠讓我驚訝——年輕患者的妻兒都在病房裡！我點頭，告訴她交給我來處理。我坐在房裡最後一張空椅子上，對吉莉安說：「妳可以多告訴我一些嗎？我知道這並不容易。」

她吞了口口水，開始向我說明。亞當曾經是房地產經紀人，後來卻出現頭痛的症狀。他以前沒有任何健康問題。某一天，他在帶客人看房子時昏倒，叫了救護車。急診室發現他的腦子有高爾夫球大小的腫瘤，於是開始進行化療，狀況一度好轉。

「我也說不清楚是哪一天，但情況改變了。比較像是個緩慢的過程。」吉莉安說。

我點點頭。「我很清楚妳的意思。」

「他變得吃不下東西，還跌倒一次。」她停了下來，說：「等等，我這麼說的時候，大部分的人都聽不懂。妳照顧過很多腦癌患者嗎？」

我停下手邊的筆記，抬起頭來，思考是否要告訴她芭貝特的事，但最後只說：「是的。」

「這讓我好過很多。」她嘆了口氣，觸摸我的手臂。我稍微軟化了。「總之，他的狀況越來越差，變成現在的樣子。我打電話叫救護車，就送來這裡了。沒有人跟我們提過安寧療護，我不知道該怎麼辦。我才二十七歲。」

「我也是。」我脫口而出。我並不習慣照護和我年齡相仿的人，她的丈夫和兒子的年齡似乎也跟克里斯與布羅迪差不多，這讓我感覺更怪異。

「妳怎麼會做這份工作？」她問我。接著，她退縮了，似乎對自己所說的話感到唐突。「我不該這麼問。我很感激像妳這樣的人。但我絕對做不到。」

我聳聳肩。坦白說，我想告訴吉莉安，我無法想像她所面對的，二十幾歲就即將守寡。光是這麼想，就讓我痛徹心腑。

「妳會很希望他在家中離開嗎？」我問。

「我其實會希望在家裡以外的任何地方。」她說著，指著小男孩。「我不希望我們的兒子留下這樣的回憶。」

我能理解，但我也希望有比醫院更好的地方能讓病人善終。我們的公司也有病房，或許沒有比醫院好太多，但大概也是他們最好的選擇了。

「我們公司有個能讓他待的地方。」我提議。「跟醫院很像，但由我們的公司經營。讓我撥個電話。」

「哦，太好了。謝謝妳！」

我打給我們的病房，向護理師解釋情況。但她打斷我，說：「我們沒有空房了，甜心。」

「滿了？」我吃驚地問。「你們以前沒有滿過！」

「現在滿了。上次滿了的時候，我們讓收治的病人繼續待在醫院。妳可以教醫院的護理師怎麼照顧他。」

「好的，謝謝妳。」我掛了電話，告訴吉莉安接下來的安排。取得她的同意後，我們處理了所有的必要文件。當我拿出亮黃色的放棄急救同意書時，猶豫了片刻，想起芭貝特的事，然後逼自己深呼吸。「我知道這張紙看起來很可怕，也非常嚴肅，但我希望妳知道，如果妳決定簽名，並不會絲毫減損我們即將給亞當提供的照護。」

她點點頭，說：「我了解。這是他想要的，我們以前談過。」吉莉安盯著那張紙，手裡拿著筆，卻遲遲沒有動作。

「有什麼疑問嗎？」幾分鐘後，我這麼問她。她看著我，流下淚來。

「我覺得自己在簽他的死亡證明書，好像我同意他去死——但我不同意。」她說著放下筆，哭得更痛苦了。我擁抱她，想要安撫她，自己的眼眶也盈滿淚水。她哭泣時，全身的重量靠在我身上。幾分鐘後，她的頭還靠著我的肩膀，卻拿起筆，淚眼矇矓地簽了名，並向我道歉。我看著她的兒子，鬆一口氣地發現他還認真地打著電動。

「永遠不要道歉。妳的反應很正常。」我安慰她。她漸漸平靜下來，坐直身體後，我們繼續處理剩下的文件。

我詢問幾個人，才得知六號房的個管師是誰，並且找到她。我向她解釋，我們的病房已經滿了，而亞當剩下來的時間可能也不多。

「我們可以把他轉到三樓，比較沒那麼混亂。」她說。

我呼了一口氣，說：「真是太好了。」回到六號病房時，我發現他們的兒子不見人影。

「他的爺爺奶奶來接走他，我覺得那樣比較好。」吉莉安似乎看穿我的思緒，這麼告訴我。片刻之後，有人來送亞當上樓。雖然亞當的身高超過六英尺，但疾病讓他的體重大幅減輕，單靠我和另一位護理師就能把他搬移到病床上。他可能只有五十四公斤，甚至更輕。

在三樓安頓好後，護理師走進來，把血壓計套在亞當的左手臂上。我猜想，她或許只需要測量一次，但她卻開始把墊片黏在他的胸口。

「不會一直黏著，對吧？」我問那位護理師。

「當然會啊。」她回答。

「我想妳不知道，因為他才剛來，但他是安寧療護的病人。」

「所以呢？」她揚起眉毛問我。

「所以說，我們的目標是讓患者舒服。量測生命徵象沒關係，但我們不希望他隨時連接這麼多監測儀器。」

護理師嘆了口氣，開始拆除所有的儀器。「我覺得這樣做是違反規定的，但我們等著看吧。」她說著離開病房，而吉莉安找到另一張椅子，拉到亞當身邊坐下。

「安寧療護護理師，請過來一下。」有個言詞簡短的聲音從門口傳來。我困惑地來到走廊，看見一位外科病房的醫師。

「我們所有的患者都要裝監控儀器。」他堅持地說。「我不在乎他是不是在安寧療護。」

幾年前，當我還是菜鳥時，一定會因此退縮，不敢反駁。但現在我已經知道什麼是對的，也相信我能好好解釋原由。

「假如你快死了，會希望自己身上連接這麼多儀器嗎？」我問他。

「我不回答這種假設性問題。規定就是規定。」他提高了音調。我不禁猜想，大概很少有護理師敢挑戰他。

「怎麼回事？」背後有個聲音傳來。我回頭看見庫瑪醫師。

「這位是你的護理師嗎？」那醫師現在聽起來有點生氣了。

「是的，怎麼了？」

「很顯然，這位小姐覺得自己不需要遵守我們監控患者的規定。」醫師說著揮動他的手，顯然想要羞辱我。

庫瑪醫師先看了我一眼，才對那位醫師說：「你們監控患者的原因是？」

「你也遵守相同的規矩。」醫師回答道。

「那哈德莉拒絕的原因又是？」他問。

「患者的舒適。」醫師不屑地回答。

「好吧，那假如患者的心率下降，你要治療嗎？」

「不。」那位醫師回答。

「假如數值異常，你會做什麼處置嗎？」庫瑪醫師問。

「不會。」他回答的同時，別過頭去，似乎想找個地方逃跑。

「那麼，我看不出非要監測不可的理由。我們不會無緣無故讓患者受苦，對吧？」

「不會。」那位醫師最後一次回答，然後盯著地板。

庫瑪醫師拍拍我的手臂，我回到亞當的病房。我固然很感激他的出現，但也相信自己能據理力爭。無論如何，結果令人滿意。我不禁覺得，安寧療護就是我的天職。

但一轉頭面對吉莉安，自信心立刻煙消雲散。她趴在丈夫身上，努力想更靠近他。我輕拍她的背。

「我覺得時候快到了。」她淚流滿面地說。我低頭看著亞當。他的呼吸緩慢，中間的間隔很長。

「妳想要躺在床上陪他嗎？」我問。

「可以嗎？」

我點點頭，放下病床的扶手，讓她爬上床。吉莉安把頭靠在亞當的胸膛，開始哼歌給他聽。我站在一旁，不想打擾她，卻還是陪在她身旁。她美妙的歌聲在病房裡迴盪，唱的是芭貝特最愛的歌曲〈哈利路亞〉。吉莉安唱到最後一段時，亞當也嚥下最後一口氣。這一切好美，美得令人心碎，能夠見證這一切是我的榮幸。

當天晚上回家時，克里斯在廚房吧檯吃洋芋片。我跑向他，比平常更用力地緊緊擁抱他。

「今天不好過嗎，寶貝？」他問。

淚水在我眼中湧現，我含糊地說著：「我有一位患者年紀和你一樣，他有妻子和一個年幼的兒子。他過世了，是腦癌，在醫院裡，但那是他的選擇。我只是永遠都不想要失去你。」

「我也永遠不想失去妳，寶貝。」克里斯安撫我，親吻我的額頭。「妳說他想在那裡，是什麼意思？」

我深深嘆了一口氣，回答：「就是說，他想在醫院裡過世。和你的母親不同。我應該在家裡照顧你母親的。」

「我最近一直在想這件事。」他說。「我想，事情會這麼發生，都是註定好的。」

「你是什麼意思？」我問。

「如果沒有忘記帶藥，那你們就不會去醫院。如果颶風沒有來，你們就不會到那間醫院，而我會在離你們很遠的地方工作。假如這些都沒有發生，那或許她就會待在家裡。」

「對，或許都是註定要發生的。」我說。

「但重要的是：我就不會在場。我會在別的診所，而沒辦法送她最後一程。我真心認為一切都是最好的安排。」

「一切都是最好的安排。」我附和。而我在那一刻意識到並真心相信。

結語

由於工作的關係，我面對許多即將踏入未知的人。也因此，許多人會好奇我的信仰。你或許已經看到，這其實是一段旅程。我照顧的大量患者來自許多不同的宗教信仰背景，這讓我相信，我們活著的方式，其實比信仰更重要。無論是否有宗教信仰，都有許多人度過美好充實的一生。我並不覺得信仰或無神論有高低之分，因為真正重要的，是尋找內在的平靜和快樂——而每個人對此的定義可能有所不同。在我的經驗裡，臨終時最快樂的，往往是坦然接受自己的生活方式跟死後信仰的人。

我也學到，無論你相信什麼，每個人在臨終前都會經歷同樣的事。有許多沒有信仰，也不相信來世的患者，最後卻也看見過世的摯愛來訪。也因此，我不認為我們能解釋這個世界上發生的一切事物，更別提我們物理上離開以後的事了。但我相信，在我們離開時，會有摯愛前來迎接，這絕對不只是臨終時腦部的化學反應而已。本書所描述的臨終景象，和幻覺有著很大的差異——我兩者都見過，所以能如此確信。幻覺的內容可能是牆上的蜘蛛，或是周遭的屋牆開始變形，但對於描述臨終探訪的患者來說，這樣的體驗就和現實一樣清明。幻覺會引發焦慮和恐懼，探訪卻帶給他們平靜和安詳。

因此，我在生死之間找到了自己的寧靜和快樂。我倚靠自己曾經的宗教體驗，例如剛發現懷孕時在教會的回憶。我知道世界上有許多苦難，就如同我在急診室實習的經驗。我的患者們的臨終歷程各不相同，卻仍有些相似性。讓我得出這樣的結論：死亡並不是一切的結束。知道自己受到引導、謹記我們並不了解其他人的苦難，並且相信我們不只有這段人生，都幫助我好好活出自己的生命。我相信在臨終之時，無論是明天或七十年後，我都能以自己為傲。

雖然入行時是誤打誤撞，我卻很感恩自己能持續做下去，因為我相信這是我的天職。如今，我是兼職護理師，努力在工作和母職之間取得平衡。除了布羅迪之外，克里斯和我在結婚後又生了兩個女兒（寫作此書時，第二個女兒還在我的肚子裡成長著）。

我不再是菜鳥護理師，事實上已經可以算是老鳥，畢竟安寧療護護理師的職涯通常很短暫——但我卻還算是很年輕的。這份工作不只大幅改變了我對護理工作的信念，也改變了我這個人。在踏上這條路時，我並未預期這樣的變化；但如今回首，我卻發現自己是如此不同。我的生活和未來的願景，都深受這份工作和病人們的影響。

我知道自己的工作有相當的重要性和價值（所有的安寧療護相關專業都是），但我們的患者同樣也給予我們很大的幫助。我擁有獨特的機會，身邊充滿臨終之人。他們通常都意識到自己的死亡，並且開始反思塑造他們人生的一切經歷。他們也時常渴望分享最深刻的智慧。而我有幸成為聆聽者。

我認真面對他們的智慧，以及他們願意與我分享的故事。我讓這些改變我，這就是我總是會「吃蛋糕」的原因。

致謝

假如沒有我的前夫克里斯，就不會有這本書的問世。他接手無數次孩子的接送和哄睡儀式，也在我半夜坐在沙發上寫作時，提供我陪伴。當我寫到童年最痛苦的回憶時，他更是認真傾聽。他低調但重要的日常付出我都看在眼裡，一定要在這裡說出感謝。

在我二十歲出頭那段最恐怖又不確定的日子裡，我母親為我所做的一切，我終生難以回報。當其他家人轉身離開時，她卻張開雙臂，讓我知道她永遠會站在我這邊。

雖然書裡沒有提到，但在那段艱苦的日子裡，另一個對我至關緊要的人，是我的好友薩默。我永遠不會忘記當我覺得自己可能得從護校退學時，她和我的對話。我一直以為，她會支持我的任何決定，但她卻反對了。她說，我絕對不能退學，她不接受這個想法，反而要我們一起想出幫助我畢業的方法。我相信如果沒有她，我今天肯定無法成為護理師。

在這裡，我想要感謝西北佛羅里達州大護理學院的每一位教授。雖然大多數護理師對於護校的教授都有恐怖的回憶，我卻沒有。雖然你們對學生都十分嚴格，但我能肯定地說，你們讓我對第一份工作做了萬全的準備，不只是臨床的技術，也包含該如何適當地照護不僅限於患者的任何人。很顯然，你們真心希望能讓學生成為最好的護理師，而不只把教職當成一份工作而已。

感謝維爾經紀公司（Verve Talent）的每個人，特別是諾亞。當我在兩年前遇到你們時，還是媒體產業的新鮮人，覺得這一切都難以承受，讓我倍感焦慮。你們的團隊總是把我這個人放在第一順位，我永遠欠你們這一份情。從最近和其他作家的談話，我才知道能對經紀人說「我緊張得快吐了」，然後得到對方像諮商師那樣的安慰，其實絕非常態。但值得慶幸的是，這卻是我的日常（哈哈）。我很感謝你們讓這段旅程不只可以忍受，而且非常有趣。

謝謝莎菈和 Ballantine 出版社的團隊。謝謝你們願意在我這個年輕的新人作家身上賭一把。寫下自己如此脆弱的一面實在很可怕，謝謝你們總是帶給我安全感和支持。

最後，謝謝我三個甜美的孩子：布羅迪、凱莉和艾利提亞。為了你們，我願意上天下地。願你們以我為傲。

特別感謝

我在書中分享的十二位患者故事，都有各自的理由，因為他們教了我不同的人生哲理。我很感激他們每一位。

格蘭達是我安寧療護的第一位患者，你為後續每個患者奠定了基礎。妳是第一個教導我何謂「生死之間」的人。我很感激妳如此開誠布公地和我分享妳的經歷，讓我了解幻覺和看見過世摯愛的差別，也讓我開始理解許多人在生命最後時刻的歷程。

卡爾，噢，卡爾。如果我們能再次共處一室，我想和你分享的一切大概永遠都說不完。謝謝你信任我，讓我和你及你的妻子建立起美麗的關係。每一天，你都激勵我像年輕時那樣，熱忱地和患者建立有意義的連結。願你和安娜在天堂愉快共舞。我現在有兩個小女兒，而我時常想起你和你的妻子。你們所承受的心碎和繼續活下去的勇氣，都讓我難以想像。我想念你，但我現在也更能理解，當安娜來接你進入來世時，你所感受到的無比喜悅。

謝謝妳，蘇。妳願意坦誠地和我分享妳的信仰和故事，無論是美好或低潮。為妳的植物澆水和摺衣服的那些安靜時刻，給了我暫時放慢腳步的機會，讓我反思自己的信念。我現在了解到，無論你的信仰如何，最快樂的總是能坦然接受自身信念的人。

珊德拉，妳和妳的丈夫教導我，金錢和運氣都無法改變結局。我現在知道，就算擁有像你們那樣的「完美」人生，也無法避免最終的死亡。相對地，我應當努力學習的，是你們兩人間無私的愛，以及你們帶給生命中其他人的愛。謝謝你們信任我，我希望能追隨你們的腳步，不是因為你們的房子有多大，而是因為你們善待其他人，終其一生為人奉獻的生活方式。

伊莉莎白，我希望妳沒有離開得如此匆促。妳在最痛苦的時刻所展現的智慧和樂觀，激勵了上百萬人。當我在抖音上分享妳的故事時，得到的回覆和廣大迴響令我震驚。事實上，我甚至還聽說有些人把妳說的話變成刺青，永遠提醒自己。謝謝妳向我坦露妳的脆弱，讓我得到不同的觀點。如今回首，我覺得以前的自己實在太傻了，浪費了這麼多時間擔心自己的體重，而不是好好地「吃蛋糕」。

伊迪絲，妳告訴我，阿茲海默症並不如我以前以為的那樣黑白分明。我現在知道，有一些超越我們理解的因素，能讓人對抗疾病診斷的嚴格界線。在照顧其他阿茲海默症患者時，我總是會想到妳，並記得隨時簡要說明自己正在進行的處置和原因，就像面對其他患者那樣。

瑞奇和莉莎，我無數次回想我和你們的相遇，也無數次和諮商師談到。很長一段時間，我都覺得自己能解開這個問題：如果能回到過去，找到錯誤發生的那一秒，那就能預防莉莎的死。但因為你們，我終於領悟到我們都不如自己想像的能掌握一切。雖然我希望你們的結局有所不同，但這終於讓我踏上了自己一直需要的求助之路。諮商改變了我面對困境的方式，包含婚姻、子女、工作和家庭。雖然我希望莉莎能在途中陪伴我，但我也知道，我只能向前看。我希望你們的故事能流傳下去，鼓勵任何有需要的讀者鼓起勇氣求助，不害怕別人的批評。

莉莉，雖然我認識妳和艾莉森的時間很短暫，妳的故事卻在許多方面都帶給我啟發。我不只重新檢視了自己的人生，思考對於自己最重要的朋友，也鼓勵我成為那樣的朋友。我學習到，友情不一定要維持一輩子，短暫的友情也沒有關係。我們可以毫無怨懟地對某些朋友放手，留下空間給一輩子的好朋友。

我最美好的前婆婆芭貝特、前公公、前大姑、前大伯和前小叔，還有我的前夫，謝謝你們在人生最痛苦的時刻，還是敞開心房接納我和布羅迪。在我擔心沒有人會接受單親媽媽時，他們卻經歷著失去母親的痛苦。他們對我們展現的愛，我永遠不會忘記。而我知道，這樣的愛和接納很大一部分是芭貝特的教導。芭貝特，我總是想起妳，希望身為護理師和母親的我，能讓妳感到驕傲。我知道妳會持續照看著布羅迪、克里斯和我，也相信我們的兩個小女孩受到妳的祝福。我會在他們成長的過程中，和他們分享妳的故事和妳的愛。

艾伯特，你讓我以全新的角度檢視自己的職業道德。在認識你之前，我沒有意識到自己有多麼依賴所謂的「自動導航系統」，從收治手續到遵守上司的命令都鮮少獨立思考。你讓我學習到，身而為人的原則有時比員工守則更加重要。從照顧你之後，我改變了自己的護理方式。我或許不再是每月最佳員工，但也不再需要擔心自己在道德上被迫妥協，後者對我來說重要多了。

法蘭克，當我們在你的臥室聊天時，我還無法想像自己有一天真的寫了這本書。雖然我嘲笑打勾勾的荒謬儀式，但我確定你才是笑到最後的那個。我總是好奇，你是不是一直都知道。你有著堅定的信仰——好吧，是對於沒有信仰這件事——讓我有了更深刻的理解，也更明白該如何告訴其他人，無論信仰什麼，或是沒有信仰，你的摯愛總是會前來迎接你。

亞當，我沒辦法好好說明照護你時感受到的複雜情緒。你是我在芭貝特之後，第一位多形性膠質母細胞瘤患者，你的家庭看起來也和我的極度相似。對我來說，你考驗了我區分工作和私生活的能力。而後，我了解到個人層面的連結，反而幫助我成為更好的護理師，為你的權利倡議，因為個人的經驗能讓我理解其他護理師所不知道的。因為你，我現在不只會主動接受多形性膠質母細胞瘤的病人，也更理解工作和私生活並不一定要井水不犯河水。和許多事物一樣，有時保有灰色空間也沒有關係。

國家圖書館出版品預行編目資料

不是永別，只是改天見：哈德莉護理師與 12 位臨終者的燦爛時光 / 哈德莉．維拉赫斯 (Hadley Vlahos) 作；謝慈譯. -- 臺北市：三采文化股份有限公司, 2025.05
面； 公分. -- (Mind map；293)
譯自：The in-between : unforgettable encounters during life’s final moments.
ISBN 978-626-358-654-3(平裝)

1.CST: 維拉赫斯 (Vlahos, Hadley) 2.CST: 生命終期照護 3.CST: 醫病關係 4.CST: 美國

419.82 114002922

封面圖像：
由 AI 生成再經設計修改而成

書腰作者照：
© Zack Smith Photography

suncolor 三采文化

Mind Map 293

不是永別，只是改天見

哈德莉護理師與 12 位臨終者的燦爛時光

作者｜哈德莉．維拉赫斯（Hadley Vlahos, RN） 譯者｜謝慈
編輯三部 總編輯｜喬郁珊 責任編輯｜高嘉偉 版權副理｜杜曉涵
美術主編｜藍秀婷 封面設計｜方曉君 內頁編排｜陳佩君

發行人｜張輝明 總編輯長｜曾雅青 發行所｜三采文化股份有限公司
地址｜台北市內湖區瑞光路 513 巷 33 號 8 樓
傳訊｜TEL:8797-1234 FAX:8797-1688 網址｜www.suncolor.com.tw
郵政劃撥｜帳號：14319060 戶名：三采文化股份有限公司
本版發行｜2025 年 5 月 29 日 定價｜NT$420